Ina Burger

Gesundheit und Wellness für Jeden

Ina Burger

Gesundheit und Wellness für Jeden

Mögliche Alternativen zur schulmedizinischen Behandlung und meine persönlichen Erfahrungen dazu

Bloggingbooks

Impressum/Imprint (nur für Deutschland/only for Germany)
Bibliografische Information der Deutschen Nationalbibliothek: Die Deutsche Nationalbibliothek verzeichnet diese Publikation in der Deutschen Nationalbibliografie; detaillierte bibliografische Daten sind im Internet über http://dnb.d-nb.de abrufbar.
Alle in diesem Buch genannten Marken und Produktnamen unterliegen warenzeichen-, marken- oder patentrechtlichem Schutz bzw. sind Warenzeichen oder eingetragene Warenzeichen der jeweiligen Inhaber. Die Wiedergabe von Marken, Produktnamen, Gebrauchsnamen, Handelsnamen, Warenbezeichnungen u.s.w. in diesem Werk berechtigt auch ohne besondere Kennzeichnung nicht zu der Annahme, dass solche Namen im Sinne der Warenzeichen- und Markenschutzgesetzgebung als frei zu betrachten wären und daher von jedermann benutzt werden dürften.

Coverbild: www.ingimage.com

Verlag: Bloggingbooks ist ein Imprint der
Südwestdeutscher Verlag für Hochschulschriften GmbH & Co. KG
Heinrich-Böcking-Str. 6-8, 66121 Saarbrücken, Deutschland
Telefon +49 681 37 20 271-1, Telefax +49 681 37 20 271-0
Email: info@bloggingbooks.de

Herstellung in Deutschland (siehe letzte Seite)
ISBN: 978-3-8417-7011-0

Imprint (only for USA, GB)
Bibliographic information published by the Deutsche Nationalbibliothek: The Deutsche Nationalbibliothek lists this publication in the Deutsche Nationalbibliografie; detailed bibliographic data are available in the Internet at http://dnb.d-nb.de.
Any brand names and product names mentioned in this book are subject to trademark, brand or patent protection and are trademarks or registered trademarks of their respective holders. The use of brand names, product names, common names, trade names, product descriptions etc. even without a particular marking in this works is in no way to be construed to mean that such names may be regarded as unrestricted in respect of trademark and brand protection legislation and could thus be used by anyone.

Cover image: www.ingimage.com

Publisher: Bloggingbooks
is an imprint of the publishing house
Südwestdeutscher Verlag für Hochschulschriften GmbH & Co. KG
Heinrich-Böcking-Str. 6-8, 66121 Saarbrücken, Deutschland
Phone +49 681 37 20 271-1, Fax +49 681 37 20 271-0
Email: info@bloggingbooks.de

Printed in the U.S.A.
Printed in the U.K. by (see last page)
ISBN: 978-3-8417-7011-0

Inhaltsverzeichnis

Wie es zu diesem Buch kam

Vor ca. einem Jahr habe ich begonnen meine Erfahrungen und mein Wissen im Internet zu veröffentlichen. Das waren hauptsächlich bezahlte Artikel für Germanblogs. Seit ein paar Monaten habe ich nun zusätzlich ein eigenes Blog, für das ich regelmäßig schreibe. Kurz vor Weihnachten habe ich dann die Anfrage des Südwestdeutschen Verlages bekommen. Dieser hat eine neue Verlagsmarke gestartet. Das Projekt trägt den Namen Bloggingbooks.

Meine Artikel, die bei Germanblogs veröffentlicht worden waren, hatten gefallen und mir erst eine Anfrage und dann einen Autorenvertrag eingebracht. Das ist eine große Chance für mich, mit der ich, ehrlich gesagt, nicht gerechnet hatte, die ich aber freudig angenommen habe.

Dieses Blog in Buchform möchte Informationen geben zu Allem, was zu einem gesunden Leben gehört. Alternative Heilmethoden, Kräuterheilkunde, Lebensmittel, Nahrungsergänzung, Vitamine, Vitalstoffe, Mineralien, energetisches Heilen, feinstoffliche Methoden, komplexe Systeme wie z.B. Ayurveda und die traditionelle chinesische Medizin, Quantenheilkunde und noch einiges mehr.

Ganz WICHTIG. Ich beschreibe hier meine persönlichen Erfahrungen oder, wenn ich die nicht habe, Erfahrungen anderer oder Informationen aus dem Internet.

Diese Berichte ersetzen auf keinen Fall einen Arztbesuch bei Krankheit oder Beschwerden. Jeder Mensch handelt eigenverantwortlich. Meine Erfahrungen sind meine. Was bei mir funktioniert, muss nicht zwangsläufig das gleiche Ergebnis bei einem anderen Menschen bewirken.

Über mich

Im wunderschönen Monat September habe ich 1955 das Licht der Welt erblickt, sehr zur Freude meiner Eltern. Noch heute ist der September mein absoluter Lieblingsmonat. Noch bevor ich eingeschult wurde habe ich mir selbst das Schreiben beigebracht. Ich wollte "wissen", was die Buchstaben zu bedeuten hatten und was in den vielen Büchern meines Vaters stand. In der dritten Klasse habe ich meine ersten Geschichten (Märchen) geschrieben und einmal damit sogar einen Wettbewerb gewonnen. Trotzdem habe ich das Schreiben dann nicht weiterverfolgt.

Nach der Schulzeit folgte eine erfolgreiche Ausbildung zur Arzthelferin und im Anschluss daran ein knappes Jahr als Au Pair in London. Das war eine wunderschöne Zeit. Nach meiner Heirat und dem ersten von drei Kindern war ich etliche Jahre Vollzeithausfrau. 1988, als mein jüngster Sohn drei Monate alt war, machte sich erstmals eine chronische Polyarthritis bemerkbar. Allerdings hat es noch ein paar Wochen gedauert bis die Diagnose fest stand. Zu dieser Zeit fing ich an, mich mit alternativen Therapien zu beschäftigen. Diclofenac und Ibuprofen haben nicht mehr geholfen und Cortison wollte ich nicht nehmen. Das hätte mich beinah in den Rollstuhl gebracht. Ich war nicht mehr in der Lage Treppen zu steigen und mein Mann musste mir einen Raum im Erdgeschoss unseres Hauses herrichten und neben seinem Job auch noch die komplette Hausarbeit und die Versorgung der Kinder übernehmen.

In dieser Zeit habe ich unzählige Sachbücher gelesen und eine Ausbildung in der Akupunktmassage nach Penzel begonnen. Diese basiert, wie auch die Akupunktur, auf der Traditionellen Chinesischen Medizin. Ich habe mich auch damit behandeln lassen. Leider hat die Methode bei mir nicht dauerhaft geholfen.

Meine Ehe war mittlerweile am Ende und ich stand vor der Wahl entweder Rollstuhl oder Cortison. Ich habe mich für Letzteres entschieden. Innerhalb weniger Monate war ich fast wieder die Alte und im Sommer 1995 sogar in der Lage, mit den Kindern auszuziehen, stundenweise als Arzthelferin zu arbeiten und in einem Verein Standard- und Lateinamerikanische Tänze zu trainieren. Tanzen ist etwas herrliches.

Und ich habe in dieser Zeit eine Ausbildung zur Kursleiterin für Autogenes Training gemacht und Kurse gegeben. Dazu kam noch die "Gesundheitspraktikerin DGAM" und der "heilkundliche Psychotherapeut", auch "kleiner Heilpraktiker" genannt. Eine Unterweisung in Transzendentraler Meditation und die Reiki Einweihung rundeten das Ganze dann ab. Letztendlich habe ich in den vergangenen 24 Jahren mit einer ganzen Reihe von Therapien versucht, die Polyarthritis aufzuhalten. Immerhin sitze ich, allen Statistiken zum Trotz, immer noch nicht im Rollstuhl sondern stehe und gehe ohne Hilfsmittel. Ebenso erledige ich immer noch meine Hausarbeit, wenn auch etwas langsamer.

Ich denke, das hat auch etwas mit meiner positiven Einstellung zu tun. Seit 15 Jahren praktiziere ich das Autogene Training, inkl. Mentaltraining und Meditation. Und ich bin froh und dankbar, dass es mir gut geht. Es gibt so viele Menschen die um Längen schlechter dran sind als ich, und/oder keinerlei medizinische Versorgung haben. Übrigens, mein Humor ist so schwarz wie meine Füße, na ja fast.

Leider sind Seminare, Ausbildungen und Kurse sehr teuer. So beschränke ich mich heute auf Bücher und das Internet, und erarbeite mir so weiteres Wissen. Noch nie war es leichter, an interessante Informationen zu kommen, wie heute. Jeder Mensch hat die Möglichkeit sie zu finden und für sich zu nutzen. Ich liebe es, im Netz zu recherchieren und lese mich dabei regelmäßig fest.

Seit einem Jahr schreibe und veröffentliche ich nun mein Wissen und meine Erfahrungen. Da ich mittlerweile offiziell erwerbsunfähig bin, habe ich die Zeit, mich dieser spannenden Tätigkeit ausgiebig zu widmen.

Rechnen Sie immer mit Allem, auch mit Wundern.......................

Widmung

Dieses Buch widme ich dem Menschen, der mir die Lust am Lesen und Lernen geschenkt hat. Meinem Vater - in Memoriam

Aroma-Therapie - Auf sanfte Weise zum Wohlgefühl

Ätherisches Öl ist die Essenz der Pflanze, bestehend aus vielfältigen chemischen Zusammensetzungen, also stoffliche Energie. Genauso wichtig ist aber auch die fein-stoffliche Energie, die in der Essenz enthalten ist.

Dieses Fein-stoffliche und Flüchtige drückt das Wort Äther ganz bewusst aus, "aiter" ist das griechische Wort für Himmelsduft. Die fein-stoffliche Komponente ist die Seele, und die geballte Ladung der energetischen Lebenskraft der Pflanze. Ätherische Öle übertragen als Informationsträger die Schwingungen der Pflanze.

An den Pflanzen sitzen kleine Drüsen, die die ätherischen Öle erzeugen. Die Drüsen finden wir an verschiedenen Stellen. Bei Bäumen z. B. im Holz (Sandelholzöl) in der Rinde (Zimt) oder im Baumharz (Myrrhe, Weihrauch). Bei anderen Pflanzen z. B. in den Blättern (Melisse, Salbei), in den Blüten (Rosen, Kamille), bei Zitronengewächsen in der Schale der Frucht (Bergamotte, Zitronen) oder auch in den Wurzeln (Ingwer).

Pflanzen schützen sich durch ätherische Öle vor Schädlingen und Krankheiten (Pilze, Bakterien), sie locken damit aber auch Insekten an, denn sie sind auf die externe Bestäubung angewiesen.

Die ätherischen Öle beinhalten hoch aktive chemische Verbindungen. Ester, Alkohole, Phenole, Terpene, Aldehyde und Ketone, außerdem auch noch organische Säuren. Viele weitere Bestandteile sind bis heute noch nicht einmal erforscht. Eines ist aber gewiss, ätherische Öle arbeiten immer synergistisch. Die Kombinationen verstärken sich gegenseitig.

Das Verfahren der Destillation zur Gewinnung von ätherischen Ölen wurde von den Alchimisten des alten Griechenlands entwickelt. Theophrast von Eresos, geb. 371 v. Christ gilt als der erste Aroma-Therapeut. Er verfasste das Buch über die Düfte, "De odoribus". Darin beschrieb er, wie verschiedene Düfte auf die Gesundheit, die Gefühle und das Denkvermögen des Menschen einwirken.

Die Römer übernahmen zum Teil dieses Medizin-Wissen. Und sie entwickelten die Aroma-Therapie weiter. Bereits im Jahr 3 v. Christus zählte Rom um die tausend Bäder, in denen die Essenzen dem Wasser beigemischt wurden. Der französische Chemiker und Parfümeur Gattefossé, geb. 1881 bei Lyon, gilt als Vater

der modernen Aroma-Therapie. Als er im Sommer 1910 durch eine Explosion in seinem Labor Verbrennungen an seinen Händen und seiner Kopfhaut erlitt, hatte er nur Lavendel-Öl zur Hand. Damit versorgte er die Verletzungen und diese heilten erstaunlich rasch und ohne Narbenbildung ab. Als Wissenschaftler war er natürlich begierig darauf zu erforschen, was genau für dieses "Wunder" verantwortlich war.

Seine Forschungsergebnisse waren sensationell und bereits im ersten Weltkrieg wurden Verletzungen mit ätherischen Ölen behandelt. Die erste antiseptische Seife, basierend auf bestimmten ätherischen Ölen, produzierte er im Jahr 1918. Ab 1923 veröffentlichte er zahlreiche Bücher und Publikationen. Weitere Produkte folgten und nach dem 2. Weltkrieg arbeitete er hauptsächlich mit Ärzten und Krankenhäusern zusammen. Außerdem entwickelte er erste Schönheitsprodukte. Zwei seiner letzten Bücher, "Aroma-Therapie" und "Essentielle Antiseptika" beeinflussten alle weiteren Entwicklungen.

Der Arzt Jean Valnet entdeckte die Forschungsergebnisse Gattefossé's. Er experimentierte mit den Essenzen und hielt seine Ergebnisse schriftlich fest. Fast zeitgleich entwickelte die Biochemikerin Marguerite Maury eine Möglichkeit, diese ätherischen Öle mittels einer bestimmten Massagetechnik in die Haut zu bringen.

Bei vielen Pflanzen bietet sich die Wasserdampfdestillation an. Der Nachteil dabei ist, das durch die hohen Temperaturen (bis zu 70 Grad) einige der flüchtigen Duftstoffe verloren gehen. Außerdem leidet die Qualität der Öle.

Ein anderes Verfahren, den Blüten die Duftstoffe zu entziehen, ist der Gebrauch chemischer Lösungsmittel. Diese werden später wieder entfernt, aber es gelingt nie ganz. Die so gewonnenen ätherischen Öle müssen gekennzeichnet werden. Für die Aroma-Therapie sind sie ungeeignet.

Die Enfleurage ist die älteste Methode zur Gewinnung von ätherischem Öl. Sie ist sehr aufwendig aber auch sehr schonend. Dabei werden frische Blüten immer wieder eine gewisse Zeit auf eine Fettschicht (vom Rind oder Schwein) gelegt. Wenn das Fett gesättigt ist, wird ihm mit Alkohol die Essenz heraus gewaschen. Die Fettreste werden dann noch zu Seife verarbeitet.

Die Mazeration ist eine weitere Möglichkeit. Dabei werden Blüten in heißes Pflanzenöl gegeben, so dass die Zellwände geschädigt werden und die wertvollen Essenzen vom Öl aufgenommen werden können.

Bei der Kaltpressung wird ohne Hitze gearbeitet und ohne jedwede Zusätze, sehr zum Vorteil für die gewonnenen Öle. Diese Methode wird hauptsächlich bei Zitrusfrüchten angewendet. Die Fruchtschalen werden gepresst und die wertvollen Öle treten aus. Die so gewonnenen Essenzen sind rein, ohne jegliche Rückstände und zudem auch noch preiswert. Seit einiger Zeit werden mit einem neueren Verfahren, der Kohlendioxid-Extraktion, qualitativ hochwertige ätherische Öle gewonnen.

Auf jeden Fall sollte auf die Güte geachtet werden. Wichtig ist, dass die ätherischen Öle zu 100% rein sind. Dies muss deutlich auf dem Fläschchen angegeben sein. Sollte das nicht der Fall sein, kann es sich um verdünntes und mit künstlichen Aromastoffen versehenes Öl handeln. Die beabsichtigte Wirkung bleibt aus und unter Umständen sind die Beimischungen auch noch schädlich. Wichtig in diesem Zusammenhang ist auch die Umgebung in der die Pflanzen gesammelt werden. Entweder sollte es sich um Wildsammlung handeln oder um kontrollierten Anbau. Gesunde Pflanzen, gewachsen in einer gesunden Umgebung ohne den Einsatz von Pestiziden und anderer Chemikalien.

Steht auf dem Fläschchen "naturrein" ist das rechtsverbindlich und bedeutet, dass das Öl keinerlei Beimengungen hat. Der Begriff "natürlich" reicht nicht aus, es können Beimischungen vorhanden sein. Und die Bezeichnung "rein" besagt nur, dass die Inhaltsstoffe rein sind, auch chemische Stoffe können rein sein. Ein kleiner Richtungsgeber

kann der Preis sein. Eine hochwertige Qualität hat nun mal ihren Preis und dieser rechtfertigt sich durch die aufwendige Gewinnung. Echtes Rosenöl gehört zu diesen hochpreisigen Ölen. Zur Gewinnung sind tonnenweise Rosenblüten bestimmter Sorten (z. B.die bulgarische, oder die Damaszener-Rose) erforderlich. Ein Nebenprodukt ist das Rosenwasser. Wer schon einmal Marzipan selbst hergestellt hat, kennt es.

Die Konsistenz der ätherischen Öle reicht von dünnflüssig und klar, wie z. B. Lavendel Öl, bis zu sehr zähflüssig. Die Farben variieren ebenfalls, Dunkelrot, Dunkelbraun, Blau und Grün. Sie sind licht- luft- und Hitze-empfindlich. Die Essenzen also am besten in ihren braunen Glasfläschchen an einem kühlen Platz lagern. Plastikflaschen sind nicht geeignet, der Kunststoff könnte mit der Essenz chemisch reagieren. Die Öle lassen sich auch aus Stoffen nicht mehr entfernen, also den direkten Kontakt mit der Kleidung möglichst vermeiden. Und noch ein Wort der Warnung: ätherische Öle sind leicht entflammbar.

Alle ätherischen Öle sind wasserabweisend. Will man sie im Zusammenhang mit Wasser benutzen, müssen sie mit sogenannten Trägerölen vermischt werden. Dies gilt auch, wenn man sie direkt auf die Haut bringen will. Ätherische Öle sind hochkonzentriert und zum Teil toxisch. Also direkten Kontakt mit Haut und Schleimhaut vermeiden. Eine Ausnahme bilden Lavendel Öl, Pfefferminz- und Teebaumöl. Diese können bei kleinen Verletzungen unverdünnt auf die Haut getupft werden. Minzöl direkt auf der Stirn verrieben ist ein sehr wirksames Mittel gegen Kopfschmerz. In Tests wurde nachgewiesen dass Minzöl genauso wirksam ist wie Paracetamol (Wirkstoff in Schmerztabletten).

Empfehlenswerte Trägeröle sind z. B. Jojoba-Öl, Weizenkeim-Öl, Sesam-Öl und Mandel-Öl. Sie sind aber alle nicht ganz billig. Kaltgepresstes natives Oliven- oder Raps-Öl ist aber ebenso empfehlenswert.

Haben Sie schon einmal einen bestimmten Geruch wahrgenommen und sofort eine Stimmung, ein Gefühl gespürt. Das Lavendelöl, das an einen Urlaub in der Provence erinnert, Rosenduft, der an den Rosengarten Ihrer Kindheit erinnert, als die alten Rosen wirklich noch geduftet haben. Die Liste ließe sich beliebig fortsetzen. Aber woran liegt das? Die Duftstoffe werden über die Geruchsrezeptoren in der Nase direkt an das limbische System, das "Gefühlszentrum" in unserem Gehirn weitergeleitet. Dieses steht mit weiteren Teilen unseres Gehirns in Verbindung, die lebenswichtig für uns sind, wie z. B. für den Blutdruck, Atmung, Hormonbildung und Stress-verhalten.

Aufgrund ihrer Molekular-struktur, sehr klein und fein, können ätherische Öle auch sehr gut durch Haut und Schleimhäute aufgenommen werden. Massagen, Kompressen oder Bäder mit entsprechenden Zusätzen sind sehr wirkungsvoll. Das direkte Inhalieren, oder die Raumbeduftung mit Duftlampen, ruft sofort eine spürbare Wirkung hervor.

Die Auswahl von ätherischen Essenzen kann über bestimmte Krankheitsbilder (z. B. Erkältung, Kopfschmerz usw.) oder die gewünschte Wirkung (z. B. desinfizieren und reinigen von Räumen oder stimmungsaufhellend und entspannend) erfolgen. Aber auch die Auswahl nach Sternzeichen, Chakren oder Elementen ist möglich.

Wichtig ist aber immer die Beachtung einiger Regeln im Umgang mit diesen hochwirksamen Stoffen. Sie müssen auf jeden Fall vor dem Zugriff durch Kinder geschützt werden, Vergiftungsgefahr. Vorsicht auch bei Allergien (können auch durch ätherische Öle ausgelöst werden), Epilepsie, Bluthochdruck, Schwangerschaft. Bei Kindern sollte auf jeden Fall niedrig dosiert werden. Bei Einnahme wirken viele Essenzen toxisch und können innere Organe schädigen. Einige ätherische Öle bewirken eine Sensibilisierung der Haut bei Sonnenlicht. Bei empfindlicher und heller Haut muss besonders darauf geachtet werden. Ein Trägeröl z. B. versetzt mit Johanniskraut-Essenz wird Hautreizungen hervorrufen. Johanniskraut als Mittel gegen Depressionen in Tablettenform eingenommen hat den gleichen Effekt. Mit ätherischen Ölen sollte immer sehr achtsam umgegangen werden.

Sinnliche Düfte für Körper, Geist und Seele

Es gibt unendlich viele verschiedene Essenzen, hier nun eine kleine Auswahl.

Die Wirksamkeit der ätherischen Öle wurde mittlerweile durch zahlreiche Studien belegt.

Cajeput - Melaleuca cajuputi

gehört zur Familie der Teebäume

Verbreitung in Südostasien und Australien

Der Duft erinnert an Eukalyptus, ist aber etwas milder. Cajeput ist eines der stärksten keimtötenden Mittel.

Es wird eingesetzt bei Atemwegserkrankungen, Insektenstichen, Infektionen, bei Akne, Psoriasis, Beschwerden der Wechseljahre (östrogenartige Wirkung). Es verleiht Energie und ist ein Nerven Tonikum.

Einsatz durch Duftlampe, Einreibung, Wickel, Inhalation und Badezusatz. Wichtig: An die Dosierung halten, ein Zuviel verursacht Magenreizungen und Erbrechen, bei empfindlicher Haut Hautreizungen. **NICHT FÜR KLEINKINDER Geeignet !!!**

Elemi (Canarium luzonicum)

Philippinen, Südostasien

gewonnen wird dieses Öl durch Wasserdampfdestillation von Rinde und Harz des Baumes

Sein Duft ist erdig-würzig und leicht nach Zitrone duftend.

Innerlich kann das Öl bei Erkältung und Bronchitis eingesetzt werden denn es wirkt schleimlösend und auswurffördernd. Zwei mal täglich mit etwas Honig gemischt in Wasser oder einem Kräutertee verrühren. Äußerlich hilft es bei Hauterkrankungen (Abszess) und Wunden, dabei beeinflusst es die Narbenbildung. Außerdem wirkt es antiseptisch.

Zusammen mit Weihrauch entfaltet es in einer Duftlampe einen Meditations-fördernden Duft

Vermischt mit einem entsprechenden Trägeröl (Oliven-Weizenkeim.oder..anderes ..Öl) kann es als Auflage oder Umschlag auf die Haut einwirken.

Ho Blätter

Der Shiu-Baum wächst in China.

Das Öl aus frischen Blättern hat vom Duft her Ähnlichkeit mit Rosenholz und ist aus ökologischen Gründen eine gute Alternative.

Es wirkt antibakteriell und desodoriert, auf der Haut pflegt es und stärkt das Bindegewebe.

Außerdem wirkt es entspannend, beruhigend und wohltuend und es weckt die Kreativität.

Einsatz durch Duftlampe, Badezusatz

Kanuka - Leptospermum ericoides

gehört ebenfalls zur Familie der Teebäume

Kanuka-Bäume wachsen auf weiten Flächen Neuseelands und das Kanuka-Öl ist in Neuseeland ein traditionelles Heilmittel.

Es wirkt keimtötend, entzündungshemmend, schmerzlindernd, anti rheumatisch, anti allergisch

Zum Einsatz kommt es bei Erkältungen, Bindegewebsschwäche, Krampfadern und Akne.

Geistig-seelisch stärkt es die Energie und das Selbstbewusstsein und ist gut für das Durchsetzungsvermögen.

Einsatz als Massageöl, Inhalation und Duftlampe

Lavendel - Lavandula spica, Lavandula latifolia
wächst in bergigen Regionen in Spanien und Frankreich

Lavendel hat die breiteste Anwendungspalette überhaupt,

Das Öl sorgt für die Bildung weißer Blutkörperchen, steigert die Abwehr, wirkt antiseptisch, lindert Atembeschwerden, wirkt schleimlösend, schmerzlindernd und krampflösend

es desinfiziert die Raumluft und schützt so vor Ansteckung

es hilft bei mentaler Erschöpfung, ist wärmend und stärkend

Einsatz in Duftlampe, Erkältungsbad usw. und pur bei Verletzungen

Lavendel vera - Lavandula angustifolia, Lavandula officinalis, Heilpflanze des Jahres 2008
Ebenfalls Frankreich und Spanien

er wirkt Regenerations-fördernd und verringert die Narbenbildung bei Verbrennungen und Sonnenbrand, hilft bei Abszessen, Akne, Fisteln, Geschwüre, Dermatitis, Fußpilz, Augenentzündungen, Insektenstichen, Muskelzerrungen, Migräne, Kopfschmerzen und klimakterischen Beschwerden, erste Hilfe bei Schock

Einsatz in Duftlampe, zur Wundbehandlung, Kompressen, Bädern

Lavandin - Lavandula hybrida
hat nicht so viele Inhaltsstoffe, wirkt aber ebenfalls stark keimtötend

darum besonders zum Reinigen der Raumluft geeignet, als Wäscheparfüm gegen Motten, im Putzwasser

Manuka, roter Manuka - Leptospermum scoparium
er wächst im Norden Neuseelands und gehört ebenfalls zur Familie der Teebäume

Das Öl wirkt stark antimikrobiell, gegen Bakterien, Pilze, Viren, Staphylokokken, Streptokokken und ist noch stärker als Teebaum-Öl. Teebaum-Öl und Manuka Öl zusammen ergeben ein pflanzliches Antibiotikum mit einem sehr breiten Spektrum. Es hat den Vorteil, dass es für Haut und Schleimhäute sehr gut verträglich ist.

Eingesetzt wird es bei Pilzerkrankungen, Ekzemen, Parodontitis, Schuppenflechte, allergischen und rheumatischen Beschwerden.

Duftlampen, Körperöl, Inhalationen, Fußbad bei Erkältungen

Muskatellersalbei - Salvia sclarea
wächst im gesamten Mittelmeerraum und in Russland

Das Öl wirkt antiseptisch, blutdrucksenkend, krampflösend, pflegt trockene und entzündliche Haut, es hat eine Östrogen-ähnliche Wirkung und hilft bei Atemwegserkrankungen, außerdem hat es eine stark berauschende Wirkung.

Im seelisch-geistigen Bereich wirkt es beruhigend, entspannend, öffnet den Geist, regt die Phantasie an und fördert die Kreativität. Es hilft bei negativer Lebenseinstellung, Melancholie, geistigen Blockaden, Angst und Stress.

Einsatz als Liebes-Öl zur Massage, Duftlampe, Badezusatz, Haarspülung, Kompressen

VORSICHT: In Verbindung mit Alkohol wirkt es halluzinogen.

Niaouli - Melaleuca quinquenervia auch Gomenol genannt

Der Niaouli-Baum wächst in Indien, Australien, Malaysia, Philippinen

und gehört ebenfalls zur Familie der Teebäume

Das Öl wirkt anregend für Herz und Kreislauf, antiseptisch, vorbeugend gegen Erkältungen, chronischen Nasennebenhöhlenentzündungen, es ist ausgesprochen haut-freundlich, darum ist es zur Wundreinigung gut geeignet, hilft bei Furunkel und Akne

Auf der geistigen Ebene sorgt es für Klarheit und Konzentration, hilft bei mentaler Verwirrung und Erschöpfung.

Duftlampe, Inhalation, Bäder, Wundversorgung

Patchuli - Pogostemon cablin

Indonesien, Madagaskar, China, Indien, Philippinen

Das Öl wirkt antiseptisch, wund-heilend, haut-pflegend bei rissiger, entzündlicher Haut und Pilz-tötend.

Geistig-seelisch verleiht es Mut, Entschlossenheit, Kraft, Entspannung, Zufriedenheit und Sicherheit.

Duftlampe, Inhalation, als Parfüm für Wäsche, bekannt ist, das die Inder ihre Schals und Tücher mit Patchuli beduften, zusammen mit dem Material ergibt das einen ganz besonderen Duft.

Rose – Damascena

Frankreich und Marokko

Das bulgarische Rosenöl ist eine edle Rarität, das feinste und teuerste Rosenöl.

Es wirkt antiseptisch, anti rheumatisch, stark keimtötend und wund heilend und ist eines der Öle, die sich durch eine sehr geringe Toxizität auszeichnen. Darum ist es auch für die Babypflege hervorragend geeignet.

Es öffnet das Herz für Liebe, Mitgefühl und Menschlichkeit. Es hilft in Krisensituationen und als Sterbe- und Trauerbegleitung, bei Schock pur auf ein Taschentuch geträufelt.

Duftlampe, Körperöl, Babyöl, Badezusatz

Das Rosenblütenwasser ist ein Nebenprodukt der Ölgewinnung und wer schon einmal Marzipan selbst gemacht hat, weiß es zu schätzen.

Rosmarin - Rosmarinus officinalis

sonnige Berghänge rund um das Mittelmeer

Rosmarin ist eine der bekanntesten, ältesten und vielseitigsten Heilpflanzen, Rosmarin hat nichts mit Rosen zu tun, ros marinus - Tau des Meeres

Schon in der Antike galt er als heilige Pflanze. Rosmarin erzeugt Wärme und wirkt belebend, und gilt als wirkungsvolles Anregungsmittel für das Gehirn und das Nervensystem. Er ist stark durchblutungsfördernd und wirkt auf Herz und Kreislauf, und hilft bei Lymphödemen.

Rosmarin-Öl wird gern im Sportbereich eingesetzt und lindert Beschwerden bei Rheuma und Gicht.

Vorsicht: nicht bei zu hohem Blutdruck !

Geistig-seelisch stärkt er die Willens- und Durchsetzungskraft. Hilft bei allgemeiner Schwäche, geistiger Erschöpfung, und mangelnder Antriebskraft.

Duftlampe, Massageöl, Badezusatz, Haarpflege, Inhalation

Sandelholz - Santalum album

Ostindien

Die Sandelholz-Bäume gelten als heilig. Schon in den ältesten Aufzeichnungen, den Veden, wird es erwähnt.

Im Ayurveda wird das Öl vielfältig eingesetzt. Es wirkt schleimlösend, Harntreibend, antiseptisch, entzündungshemmend und krampflösend. Bei trockener, juckender oder unreiner Haut lindert es die Beschwerden.

Hauptsächlich wird es aber im geistig-seelischen Bereich eingesetzt. Es wirkt antidepressiv, beruhigt und entspannt, hilft bei Schlaflosigkeit, Angst und Stress. Wegen seiner aphrodisierenden Wirkung wird es beim Tantra geschätzt.

Da es so mild ist, kann die doppelte Dosis eingesetzt werden.

In Parfüms wird es gerne als Fixativ genommen, da es nur sehr langsam verdunstet.

Duftlampe, Massageöl, Wäscheduft, tantrisches Liebesöl

Neben dem ostindischen Sandelholz gibt es auch noch das westindische, Amyrisöl genannt. Ebenfalls das südaustralische rote und das afrikanische hellbraune. Diese anderen Sorten werden aber nur wenig genutzt, da ihre Wirkung bei weitem nicht an die des Originals heran reichen. Am besten immer auf Bezeichnung und Herkunft achten.

Teebaum, auch Teatree - Melaleuca alternifolia

Australien

Die Qualität kann am Gehalt von Cineol erkannt werden. Bei guten Ölen darf er nicht mehr als 4% betragen.

Hochwertiges Teebaumöl ist haut-freundlich und darf auch pur auf die Haut aufgetragen werden. Im Öl finden sich mehr als 40 verschiedene Inhaltsstoffe, es hat eine hohe, keimtötende Wirkung denn es wirkt 4-5 mal stärker als handelsübliche Desinfektionsmittel. Es hilft gegen Pilze, Viren und Bakterien und hat ein breites Anwendungsspektrum bei gleichzeitiger Hautverträglichkeit. Hilft bei Hals- und Zahnfleischentzündungen, Behandlung von Herpes und allgemeiner Wundbehandlung.

Duftlampe, Badezusatz, auch für Teilbäder, bei Fußpilz, etc. und als Reinigungs- und Desinfektionsmittel.

Wacholder - Juniperus communis

wächst in ganz Europa

Schon in der Antike war es sagenumwoben und die Germanen verjagten mit dem Rauch die bösen Geister. Das Wacholderöl wirkt besonders auf den Stoffwechsel, entgiftet und entschlackt, ist hilfreich bei Zellulitis. Außerdem wirkt es antiseptisch, wärmend und krampflösend. Es wird genutzt bei Rheuma, Gicht und Hexenschuss. Es hilft bei niedrigem Blutdruck, bei Akne, Ekzemen und Geschwüren. Meist wird es aber bei Harnwegsinfektionen eingesetzt.

Seelisch-geistig hilft es, sich von alten Mustern und negativen Gedanken zu lösen. Oder um sich vor negativem Einfluss durch andere zu schützen, auch nach einem heftigen Streit.

Duftlampe, Einreibung, gegen Hautkrankheiten, und natürlich in der Küche

Weihrauch - Olibanum - Boswellia carterii

Arabische Länder, Indien

In Indien wird das Öl im Ayurveda verwendet, z. B. bei Asthma und Atemwegserkrankungen, außerdem regeneriert die Essenz reife und trockene Haut und ist entzündungshemmend

Weihrauch hat eine ganz besondere Eigenschaft, er verbindet das Materielle mit dem Fein-stofflichen. Und es dient zur meditativen Versenkung.

Duftlampe, Inhalation, Gesichtsöl - **VORSICHT: Nicht in der Schwangerschaft!**

Ylang-Ylang - Cananga odorata

Tropische und subtropische Gebiete

Ylang-Ylang Öl wird aus den Blüten des Ylang-Ylang Baumes gewonnen und hat einen der intensivsten Düfte überhaupt. Das Öl wirkt beruhigend und blutdrucksenkend, entlastet bei zu hoher Herzfrequenz. Außerdem ist es sehr haut freundlich und reguliert die Talgdrüsen-Absonderung. Es hilft auch bei Darminfektionen und Durchfall.

Auf die Seele wirkt es entspannend, löst blockierte Gefühle, regt die Sinne an und ist in hohem Masse euphorisierend und aphrodisierend. Darum wird es zum Beispiel bei Impotenz und Frigidität eingesetzt.

Duftlampe, Badezusatz, Massageöl

Vorsicht: Die Essenz hat eine sehr hohe Duftintensität, bei zu hoher Dosierung kann es Übelkeit und Kopfschmerzen hervorrufen.

Natürliche Heilmittel

Backpulver als Heilmittel ?

Ein ernstes Wort vorweg: Dieser Artikel enthält interessante Informationen. Diese sollen aber kein Anreiz dafür sein, eventuelle Therapien auf eigene Faust zu ändern oder gar zu unterbrechen. Was Sie auch tun, an erster Stelle sollte immer das Gespräch mit einem Arzt oder Apotheker stehen.

Dass das gute alte Backpulver nicht nur zum Backen gut ist, sondern auch im Haushalt hervorragende Dienste leistet, wusste schon die Oma. Wenn es aber gilt, das Backpulver als Heilmittel einzusetzen, sind nur noch Wenige informiert.

In fast jedem Haushalt ist dieses Backtriebmittel zu finden. Ich persönlich nehme es aber auch, um meine Gardinen schön weiß zu bekommen. Als ich aber neulich über eine Internetseite gestolpert bin, die jede Menge Informationen zum Thema Gesundheit und alternativen Behandlungsmethoden, insbesondere zu Nahrungsergänzungsmitteln und natürlichen Heilmitteln anbietet, war ich doch etwas erstaunt. Mit dem Backpulver lässt sich tatasächlich noch einiges mehr anstellen.

Zuerst einmal ist es wichtig, nur das reine Backpulver, Natriumhydrogencarbonat, zu verwenden. Leider findet man im Supermarkt nur das mit Zusatzstoffen versehene. Weder phosphathaltige noch aluminiumhaltige Verbindungen dürfen enthalten sein. Es lohnt sich also, genau nachzulesen. Das "echte" Natron ist Natriumhydrogencarbonat. Lassen Sie sich nicht von Begriffen wie Bicarbonat oder Soda in die Irre führen.

Dass Natron bei saurem Aufstoßen hilft, gehörte schon zu Oma's Geheimtipps, aber das weiße Pulver kann entschieden mehr. Backpulver ist basisch, und darum hilft es schon mal bei allen Beschwerden, die auf eine Übersäuerung des Körpers zurückzuführen sind. So leistet es gute Dienste bei Erkältungen und grippalen Infekten, ebenso bei chronischen Gesundheitsstörungen.

Im Einzelnen noch einmal einige der zahlreichen Einsatzmöglichkeiten:

Die metabolische Azidose (Übersäuerung durch eine Stoffwechselentgleisung) gehört immer in die Hände eines Arztes. Der mögliche Einsatz von Natriumhydrogencarbonat muss auf jeden Fall mit dem behandelnden Arzt abgesprochen werden.

Das gleiche gilt für Krebserkrankungen. Auch hier nur nach Absprache und mit dem Einverständnis des behandelnden Arztes verwenden. Zwei bekannte Ärzte des Fachgebietes Onkologie, Dr. Mark Sircus und Dr. Tullio Simoncini verabreichen ihren Krebspatienten das Natriumhydrogencarbonat, unter Anderem, um die gesunden Körperzellen vor den Folgen der Chemotherapie zu schützen. Beide Ärzte konnten damit bereits große Erfolge in der Behandlung von Krebspatienten erzielen.

Candida (Pilz)-Infektionen können sehr hartnäckig, lästig und unangenehm sein. Außerdem gibt es nicht nur den Pilzbefall von Haut und Schleimhäuten äußerlich, sondern auch innere Organe können befallen sein. Zudem produzieren die Pilze Gifte. Eine gewisse Menge an Pilzen hat jeder Mensch in sich. Wenn aber das Immunsystem zu schwach ist, entweder durch Krankheit oder Medikamente, die das Immunsystem in manchen Fällen sogar gezielt unterdrücken (bei den sogenannten Autoimmunerkrankungen, wie z.B. Arthritis) nehmen die Pilze dramatisch Überhand. Dies wirkt sich natürlich negativ auf die Gesundheit aus, die in solchen Fällen sowieso schon angeschlagen ist.

Der Arzt Dr. Simoncini sieht sogar einen Zusammenhang zwischen Pilzinfektionen und Krebserkrankungen und hält es für wahrscheinlich, dass die Candida-Infektion den Weg für das Krebsgeschehen bereitet. Aber auch ohne diesen Zusammenhang sollte eine Infektion immer behandelt werden.

Eine basische Ernährung möglichst ohne Zucker reicht bei einem massiven Befall leider nicht aus, aber es gibt diverse, natürliche Möglichkeiten, gegen die Candida-Infektion vorzugehen. Dazu gehört auch das Backpulver.

Bei Schweißfüßen kann das Backpulver in die Schuhe gestreut werden, gegen Achselschweiß pudert man direkt die Achselhöhlen.

Bei Insektenstichen eine Paste aus Wasser und Pulver herstellen und die Stiche damit bestreichen.

Bei einem Sonnenbrand kann ein in einer Backpulver-Wassermischung getränktes Handtuch Linderung bringen.

Wird die (Gesichts)Haut mit einer Backpulverlösung gewaschen, oder dem Badewasser beigegeben, wird sie samtweich, außerdem erhöht sich die Sauerstoffzufuhr von Haut und Körper. Positive Effekte werden auch bei der Behandlung von Akne festgestellt.

Heilpilze und ihre Wirkung auf verschiedene Erkrankungen

Die Mykotherapie wird langsam aber sicher immer bekannter. Heilpilze stärken das Immunsystem und werden auch begleitend zur Krebstherapie eingesetzt. Ihr Wirksprektum ist breit gefächert, so dass es möglich ist, für beinahe jedes Zipperlein den richtigen Pilz zu finden. Sehr wichtig ist auch die Tatsache, dass bei der Mykotherapie so gut wie keine unerwünschten Nebenwirkungen auftreten.

Positive Nebenwirkungen gibt es aber reichlich, denn die Pilze wirken ganzheitlich und regulierend auf den gesamten Körper und schenken uns immer auch zusätzliche positive Effekte. Falls während der Therapie Kopfschmerzen auftreten, ist das keine "Nebenwirkung" sondern der Hinweis darauf, dass eine Entgiftung im Körper stattfindet. Wenn der Mensch nicht genügend Flüssigkeit (Wasser) zu sich nimmt, können die Schadstoffe nicht ausgeschwemmt werden und verursachen dann die Beschwerden. Täglich ca. 2,5 bis 3 Liter Wasser sollten schon sein.

Reishi (Ling Zhi)

Dieser "göttliche Pilz der Unsterblichkeit" hilft bei Bronchitis und Asthma, Autoimmunkrankheiten, Allergien, verschiedenen Hautkrankheiten wie z.B. Neurodermitis oder schlecht heilenden Wunden, Bluthochdruck, bei Gelenkschmerzen und rheumatischen Erkrankungen, bei Schlafstörungen und Depressionen, Krebserkrankungen (Turmorhemmung und Anregung des Immunsystems) auch zur Stärkung der Leber wird er eingesetzt. Die Liste der Einsatzmöglichkeiten ist aber noch länger. Seit Jahrtausenden in der traditionellen Chinesischen Medizin erprobt, wurde seine Wirkung in den letzten 70 Jahren wissenschaftlich genauestens erforscht.

Shiitake (Lentinula edodes)

Der Shiitake wird bei Bronchitis, Erkältung, Diabetes, Allergien, Autoimmunkrankheiten, Rheuma, Arthritis, Gicht, Magengeschwüren, Lebererkrankungen, ebenso bei erhöhten Blutfettwerten eingesetzt. In den USA ist er für die Krebstherapie zugelassen, denn er hat eine starke, turmorhemmende Wirkung, insbesondere bei Krebsgeschwüren der Verdauungsorganc.

Maitake (Grifola frondosa)

Auch für den Maitake gibt es viele Einsatzbereiche. So hilft er selbst noch bei fortgeschrittenen Krebsleiden von Prostata und Blase, der Leber und Lunge sowie Brustkrebs und deren Metastasen. Auch lindert er die sehr unangenehmen Nebenerscheinungen der Chemo- und Strahlentherapie. Bei Diabetes mellitus und Bluthochdruck hilft er genauso wie bei Herpes-Infektionen und letztendlich auch bei Osteoporose.

Hericium (Hiricium erinaceus)

Der Hericium kommt zum Einsatz bei Erkrankungen des Verdauungsapparates, wie z.B. Reflux und Sodbrennen, bei Geschwüren der inneren Verdauungsorgane, Reizdarm. Bemerkenswert ist, dass auch dieser Pilz bei Krebserkrankungen der Haut und Tumoren in Speiseröhre, Magen und Darm zum Einsatz kommt. Außerdem wirkt er generell stimmungsaufhellend.

ABM (Agaricus blazei murill)

Der ABM überzeugt durch außergewöhnliche Heil-Eigenschaften bei allen Krebserkrankungen, wie z.B. Leukämie, Prostata- und Pankreaskrebs, Hirntumore einschließlich deren Metastasen, wobei er auch zu vorbeugenden Zwecken verzehrt werden kann. Außerdem wird er eingesetzt bei Multipler Sklerose sowie Alzheimer und Parkinson, und auch bei Autoimmunerkrankungen sowie bei Krankheiten des rheumatischen Formenkreises. Das er auch bei chronischer

Müdigkeit hilft, klingt schon beihnah lapidar.

Cordyceps (Cordyceps sinensis)

Dieser wirkt bei Krebserkrankungen von Nieren und Beckenorganen und bei Lungentumoren. Nieren und Darm werden gestärkt und außerdem hilft er generell bei Entzündungen. Auch bei psychischen Leiden zeigt er seine Wirkung. Grundsätzlich kann der Verzehr bei zuviel Stress und Erschöpfung sinnvoll sein, genauso wie zur Verbesserung der allgemeinen Leistungsfähigkeit.

Coprinus (Coprinus cornatus)

Dieser Pilz wird eingesetzt bei Migräne und Diabetes mellitus, aber auch bei Bauchspeicheldrüsenkrebs und gegen Sarkome.

Polyporus (Polyporus umbellatus)

Er stärkt das Lymphsystem und wirkt generell gegen Wasseransammlungen im Körper. Bei verschiedenen Krebserkrankungen, wie z.B. Leukämie und Prostatakrebs, Ebenso bei Störungen von Haut- und Haaren. Außerdem wird er zur Regulierung des Blutdrucks eingesetzt.

Auricularia (Auricularia polytricha)

Durch seine durchblutungsfördernde Wirkung wird er gegen Infarkte, Gefäßverkalkung und Thrombosen eingesetzt, außerdem bei verschiedenen Krebserkrankungen. Auch bei Störungen im Bereich der Beckenorgane und bei Beschwerden durch die Wechseljahre wird er verordnet.

Pflanzen und Kräuter

Alant (Inula helenium)

Früher in jedem Bauerngarten zuhause, findet man den Alant nur noch selten. Das ist schade, denn er hat einiges zu bieten. Er ist nicht nur als Zuckerersatz für Diabetiker geeignet, sondern auch bei verschiedenen Beschwerden, wie z.B. chronischer Bronchitis und Asthma und ebenso bei Wechseljahresbeschwerden und Menstruationsstörungen einsetzbar. Er regt die Leber an und wirkt wurmtreibend.

Die Inhaltsstoffe sind u.a. Inulin, ätherisches Öl, Harze und Bitterstoffe . Der Alant kann als Tee allein, oder zusammen mit den zu den Beschwerden passenden Heilkräutern in einer Mischung getrunken werden.

Alraune (Mandragora officinarum)

Mandragora officinarum ist die europäische Variante der Alraune. **Vorsicht: Die Pflanze ist durch und durch giftig und schon in kleinen Mengen kann der Verzehr zum Tode führen.** Die Form ihrer dicken, fleischigen Wurzel, die an eine Menschenfigur erinnert hat sie zu einer magischen Pflanze gemacht, die im Mittelalter und in der Antike auch bei Ritualen eingesetzt wurde.

Ihre hochbrisanten Inhaltsstoffe, Alkaloide, Atropin, Hyoscyamin und Scopolamin, führen zu rauschartigen Zuständen bis hin zum Tod durch Atemlähmung.

In Europa wird sie nur noch in homöopathischer Form bei verschiedenen Erkrankungen eingesetzt. Das sind hauptsächlich Frauenleiden bis hin zu Unfruchtbarkeit, aber auch Schlaflosigkeit, Depressive Zustände und Asthma. Auch als Aphrodisiakum wurde sie geschätzt.

Alte, babylonische Keilschrifttafeln belegen, dass die Alraune bereits vor 4000 Jahren als Schmerzmittel eingesetzt wurde. Wie oft das schiefging und der Patient überhaupt keine Schmerzen mehr hatte weil er tot war, ist allerdings nicht belegt.

Unter dem Namen dja-dja wird sie auch in altägyptischen Schriften erwähnt. Im Mittelalter propagierte Hildegard von Bingen den Einsatz der Mandragora gegen den Geschlechtstrieb. Das ist merkwürdig, wurde sie doch eher als anregende Pflanze beschrieben. Sehr früh nutzte man die betäubende Wirkung bei Operationen. Zusammen mit verschiedenen Kräutern, wie z.B. Mohnextrakt und Schierling wurde ein Tee gebraut, der dann auf einen Schwamm gegeben wurde, den man dem Patienten vor das Gesicht hielt.

Die auch als Zauberwurzel bekannte Wurzel (bis zu 50 cm lang) durfte nicht von Menschenhand aus der Erde gezogen werden, da dieser mit dem Tod bestraft werden würde. Stattdessen band man Hunde an die Wurzel, wenn diese dann weglaufen wollten, zogen sie diese aus dem Boden heraus. Um sich vor den todbringenden Schreien der Alraune zu schützen, wurden die Ohren mit

Bienenwachs verschlossen.

Im Mittelalter soll sie Bestandteil der Hexen-Flugsalbe gewesen sein. Ebenso wurde sie Liebestränken beigemischt. Giftmischer töteten mit ihrer Hilfe ihre Opfer. Alles in Allem ist sie eine etwas gruselige Pflanze.

Ananas-Salbei (Salvia rutilans und Salvia elegans)

Die Heimat des Ananas-Salbei ist Mittelamerika, genauer gesagt, Mexiko und Guatemala.

Diese nicht winterharte Pflanze besticht durch ihren intensiven Ananasgeruch und eignet sich auf Grund dessen gut für Tees und als fruchtiges Gewürz für verschiedene Speisen. Auf dem Balkon kann sie gut im Winter draußen bleiben, solange keine Frostgefahr besteht. Mit ihren hübschen roten Blüten ist sie auch im Garten gern gesehen.

In nährstoffreicher Erde beschenkt uns dieses Kraut mit üppigem Wachstum und herrlich duftenden Blüten. Es wird leicht über einen Meter hoch. Die leuchtend roten Blüten, die relativ spät im Jahr (September-November) erscheinen, bieten den Bienen einen fruchtigen Nektar und uns Menschen einen leckereren Honig, sind eine echte Augenweide. Auch die Blätter verströmen ein wunderbares Ananasaroma.

Sehr beliebt ist der Ananassalbei auch, wenn es um Duftsträuße oder Kräuterpotpourris geht.

Der ideale Standort für diesen Salbei ist ein Platz in einem warmen, feuchten und halbschattigen Teil des Gartens. Sehr zu empfehlen ist, ihn in einen Kübel zu pflanzen, dann kann er später im Haus oder Wintergarten überwintern. Im Frühjahr treibt er dann wieder neu aus.

Anis (Pimpinella anisum)

Auch der Anis gehört zu den Weihnachtsbackgewürzen, wir finden ihn aber auch im französischen Pastis, Ouzo und weiteren Getränken. Das typische Anis-Aroma verdankt er dem Anethol, das zu 90% Bestandteil des ätherischen Öles ist.

Schon lange vor unserer Zeitrechnung wurde dieses Gewürz u. a. dem Wein zugesetzt. Außerdem galt und gilt es als Brot- und Kuchengewürz.

In der Heilkunde findet er auch heute noch Verwendung. So regt er die Verdauung an und hilft auch bei Beschwerden in diesem Bereich, denn er wirkt krampflösend. Auch bei Erkältungskrankheiten wird Anis, meist in Verbindung mit Fenchel und Süßholz, in Teemischungen aufgebrüht. Bei Verdauungsbeschwerden eher mit Fenchel und Kümmel.

Der Anis wurde in Gebäck zu Hochzeiten gereicht und sollte auch aphrodisierend auf Männer wirken.

Aniskraut (Agastache anisata) auch Anisysop

Das Aniskraut vereint zwei Geschmäcker in sich. Der typische Anisgeschmack wird durch einen zusätzlichen Touch von Minze verfeinert und ist richtig lecker. Da das Kraut entweder zum Würzen und Verfeinern von verschiedenen Speisen genommen oder als Teepflanze genutzt wird, gibt es ein außergewöhnliches Geschmackserlebnis.

Das Kraut ist bedingt winterhart, ebenso wie das mexikanische Aniskraut. Einen milden Winter übersteht es aber auf jeden Fall. Um sicher zu gehen kann auf das Berg-Aniskraut zurückgegriffen werden. Ein besonderes Geschmackserlebnis ist auch das ebenfalls winterharte Orangenduft-Aniskraut.

Durch die identischen ätherischen Öle, die auch den Fenchel auszeichnen, kann es für die gleichen Beschwerden eingesetzt werden: es wirkt stimmungsaufhellend, bei Übelkeit und Erbrechen, kurzum sehr magenfreundlich.

Ein Geheim-Tipp für Gärtner ist die Aprikosen-Duftnessel (Agastache aurantiaca). Diese besticht durch ihre aprikosenfarbenen Blüten. Auch bei dieser Art haben wir die gleichen Wirkungen und den typischen Anis-Minze-Duft.

Zur selben Familie gehört auch die Korea-Minze (Agastache rugosa). Sie kommt allerdings nicht aus Amerika, wie unschwer am Namen zu erkennen ist. In Asien findet sie neben der Heilwirkung auch Verwendung als Fleischgewürz.

Alle Spielarten dieser variantenreichen Pflanze sind sehr beliebt bei Insekten und Schmetterlingen. Der durch die Bienen produzierte Honig ist durch seinen Geschmack sehr begehrt. Und auch Gärtner nutzen diese wunderschön blühenden Kräuter gern. Ebenso eignen sie sich ganz hervorragend aLs Kübelpflanzen für Terrasse und Balkon, was auch den Vorteil hat, dass die nicht oder nur bedingt winterharten Pflanzen durch einen Umzug ins Haus vor dem Erfrieren gerettet werden können.

Chinesisches Moxakraut (A, Artemisia species, auch Artemisia vulgaris - gewöhnlicher Beifuß)

Den Namen Artemisia verdankt sie der griechischen Göttin Artemis, die für den Schutz der Frauen, auch bei der Geburt, zuständig und somit die Hüterin allen Lebens war. **Vorsicht.: nicht in der Schwangerschaft verwenden, da dadurch Wehen ausgelöst werden können. Zur Geburt dann aber sehr wohl, um die Wehen anzuregen und die Geburt zu erleichtern.**

Vorsicht auch für Allergiker, Beifuß kann Allergien auslösen.

Verwendung finden alle Pflanzenteile, Triebspitzen, Blätter und auch die Wurzel. Das Grün luftig und schattig trocknen, die Wurzeln waschen und zerkleinern. Diese dann im Backofen trocknen, an der Luft würde es viel zu lange dauern.

Der Beifuß enthält u.a. Thujon, dieses ist leicht giftig, in der Wurzel Gerb- und Bitterstoffe und außerdem, wie fast alle Kräuter, Vitamine und Mineralien.

Der Beifuß wird seit Jahrtausenden eingesetzt. Schon die Neandertaler gaben das Kraut den Verstorbenen mit ins Grab. Griechen und Römer scheinen den Beifuß gekannt zu haben. Die alten Germanen verehrten ihn, ebenso die Kelten. In einem englischen Dokument aus dem 9. Jahrhundert wird er als Bestandteil einer Kräutermischung genannt. Auch in Nordamerika gab es bestimmte Beifußarten, die von den ansässigen Indianern sogar als heilige Pflanzen mit magischer Wirkung verehrt wurden. Diese Pflanze ist auf der ganzen Welt anzutreffen.

In Europa wir der Beifuß bei allen Frauenleiden, aber auch im Bereich der Verdauung eingesetzt. Ebenso hilft er bei Kopfschmerzen und Nervenleiden. Er stimmt positiv und wirkt entspannend und krampflösend. Auch dem Ungeziefer rückt er zuleibe. Unsere Vorfahren verräucherten ihn, um böse Geister zu vertreiben.

Da der Beifuß einen Doppelgänger hat, der verstärkt Allergien auslösen kann, ist es sicherer ihn aus der Apotheke zu beziehen. Beliebt ist er als Kräutertee, entweder allein oder in Kräutermischungen, aber auch als Tinktur oder Badezusatz. In Essig oder Öl eingelegt, als Kissenfüllung oder schlicht verräuchert.

Dieses besondere Kraut ist winterhart und wird in der Traditionellen Chinesischen Medizin zusammen mit Akupunkturnadeln verwendet und hauptsächlich als Räucher- und Duftpflanze genutzt. Für den Gärtner ist das Kraut eine hübsche Zierde für den Garten.

Bronzefenchel (Foeniculum vulgare var. rubrum)

Diese bedingt winterharte Pflanze ist ein echter Hingucker für den Garten, mit ihrem filigranen Blattschmuck und gelben Blüten wunderschön anzusehen. Ein kräftiges Fenchelaroma entströmt dieser Staude. Mit den Blättern können Speisen dekoriert und dank des leckeren Aromas auch gewürzt werden. Mit den Früchten kann ein schmackhafter Tee gebraut werden. Das gleiche gilt natürlich auch für den normalen "Gewürzfenchel.

Genau wie sein "grüner Bruder" wirkt auch er bei Erkältungskrankheiten, ebenso bei Beschwerden des Verdauungssystems. Durch seine krampflösende und beruhigende Wirkung wird er auch gern bei Babys und Kleinkindern angewendet, entweder als Tee oder Fenchelhonig.

Currykraut (Helichrysum italicum)

Dieses ebenfalls bedingt winterharte Gewürzkraut verströmt einen intensiven Curryduft und bietet sich durch sein Curry-Aroma zum Würzen von Reisgerichten an. Allerdings ist es nicht jedermans Sache, ständig von diesem Curryduft umgeben zu sein.

Neben seiner Verwendung in der Küche kann man es auch als Heilkraut einsetzen. Für die Haut wirkt es beruhigend und ausgleichend, juckreizstillend, pilzhemmend und hift bei der Wundheilung. Außerdem wehrt es Insekten ab und kann auch bei Sportverletzungen eingesetzt werden. Gegen rheumatische Beschwerden und bei Erkältungen hilft es auch. Allerdings ist der typische

Currygeruch- und Geschmack in einem Tee gewöhnungsbedürftig.

Gesammelt werden Blüten, Blätter und blütenlose junge Triebe. Damit kann dann ein Tee aufgebrüht werden, der dann in Form von Umschlägen oder für Teil-Bäder Verwendung findet.

Feigenkaktus (Opuntia ficus-indica), auch Nopalkaktus genannt

Der Feigenkaktus gehört zur Familie der Opuntien (Opuntia). Ficus-indica bedeutet "indische Feige". Die Früchte werden Kaktusfeigen genannt, sie sind essbar, ebenso wie die Kerne. Auch die jungen Blätter sind zum Verzehr geeignet, natürlich, nach dem man sie von den Stacheln befreit hat, und haben ihren festen Platz in der mexikanischen Küche.

Es gibt Berichte im Internet, nach denen man sich den Pflanzen mit Vorsicht nähern sollte, da diese ihre Stacheln wie Pfeile abschießen können und das ist schon ganz schön unangenehm. Das kann man natürlich am Besten durch einen Selbstversuch herausfinden. Wer aber keine masochistische Ader hat, sollte sich auf den Kauf der Früchte oder des Saftes beschränken.

Feigenkakteen wachsen auf dem gesamten amerikanischen Kontinent, in Mexiko ist die Vielfalt der Opuntien besonders groß. Die Spur des Feigenkaktus lässt sich bis zu den Azteken zurückverfolgen, denn auch sie bedienten sich schon des Saftes zu heilenden Zwecken. In unserer Zeit haben eine Reihe von wissenschaftlichen Studien die gesundheitlichen Wirkungen des Strauches belegt.

Die Früchte enthalten eine ganze Reihe von wertvollen Mineralien und Spurenelementen, z.B. Kalium und Kalzium, Arginin und Histidin. Dabei haben sie erstaunlich wenige Kohlenhydrate und auch der Fettanteil ist äußerst gering. Dafür punkten sie dann wieder mit den Vitaminen A, B1, B2, B3 und Vitamin C sowie Aminosäuren, Tannin und Harzen.

Der enthaltene Pflanzenschleim (Ballaststoff), Muzilago, hat ein hohes Wasserbindungsvermögen und kann im Darm z. B. Gallensäuren binden, außerdem kann das Pektin auch noch Glukose binden und ist damit besonders wertvoll für Diabetiker. Er eignet sich in Kombination mit Heilpilzen wunderbar zu einer unterstützenden Diabetes-Therapie. Dies allerdings nur nach Absprache mit dem behandelnden Arzt, da die Einnahme durch Messung überwacht und die Dosierung der Medikamente gegebenfalls angepasst werden muss. Auf die zeitversetzte Einnahme der Medikamente und des Saftes muss ebenfalls geachtet werden.

Auch als Cholesterin-senker eignet sich der Nopal-Saft bestens, er zerstört das LDL-, schützt aber das HDL-Cholesterin. Überhaupt wird der gesamte Stoffwechsel angekurbelt. Aber auch das nur nach Rücksprache mit dem behandelnden Arzt.

Auf Grund der steigenden Nachfrage wird der ursprünglich wild wachsende Nopalkaktus in einigen Ländern rund um das Mittelmeer kultiviert.

Granatapfel oder Grenadine (Punica granatum)

Seit Urzeiten gilt der Granatapfel als Symbol der Fruchtbarkeit und als Aphrodisiakum.

Eine Studie spanischer Wissenschaftler hat vor Kurzem ergeben, dass diese Frucht tatsächlich einen Anti-aging Effekt bewirkt. Wird sie regelmäßig verzehrt, kann sie die Oxidation der DNA wirksam verlangsamen. Dadurch wird die Alterung von Haut und Organen verzögert und wir bleiben länger "frisch".

Polyphenole und Antioxidantien schützen unsere Zellen und Blutgefäße und helfen bei Herz- und Kreislauferkrankungen. Auch das Immunsystem wird gestärkt und schädliche Stoffe im Körper werden unschädlich gemacht. Auch über den Einsatz bei Krebserkrankungen wird nachgedacht, weitere Studien dazu werden sicherlich folgen.

Granatäpfel reifen nicht nach, also beim Einkauf auf die Reife achten. Eine gelblich-braune Farbe mit kleinen Einrissen ist ein Zeichen für Reife, auch durch etwas Druck auf die Schale kann man die reife Frucht an der Delle erkennen. Flecken des Granatapfelsaftes hinterlassen übrigens einen bleibenden Eindruck. Wem das Zubereiten des Granatapfel-saftes zu aufwendig ist, kann natürlich auch den fertigen Extrakt in der Apotheke kaufen.

Grüner Tee (Camellia sinensis) für die Gesundheit, ein Super-Tipp !

Der grüne Tee, der in Europa im Teehandel angeboten wird, kommt entweder aus China oder Japan. Der chinesische hat meist einen etwas herberen, leicht rauchigen Geschmack. Auch der Jasmintee, den wir aus dem chinesischen Restaurant kennen, ist ein grüner Tee, der mit Jasminblüten verfeinert wurde. Der japanische zeichnet sich durch einen grasig-frischen Geschmack aus.

Dieser Tee ist ein weiteres Geschenk, das uns die Natur anbietet. Wir müssen es nur nutzen. Abgesehen von der Teepflanze an sich unterscheidet sich der Grüntee in Wirkung, Aussehen und Geschmack komplett von seinem "schwarzen Bruder". Das beginnt schon direkt nach der Ernte. Die frisch geernteten Teeblätter werden nur kurz erhitzt um die Fermentation zu verhindern. Dies ist wichtig, um all die wertvollen Inhaltsstoffe zu erhalten, und davon hat der grüne Tee eine Menge zu bieten.

Ganz wesentliche Inhaltsstoffe des Grüntees sind die Catechine, Epicatechin (EC), Epicatechingallat (ECG), Epigallocatechin (EGC) und Epigallocatechingallat (EGCG). Sie sind die am stärksten vertretenen Flavonoide, ca. 70%, im Grüntee und ihnen können die meisten gesundheitsfördernden Wirkungen zugerechnet werden. Dem Epigallocatechingallat (EGCG) wird eine krebsverhindernde Wirkung zugeschrieben. Ebenso sollen die Catechine u. A. dem Körper helfen, den Cholesterin-Spiegel, aber auch den Blutzucker-Spiegel zu reduzieren

Natürlich enthält er auch das Koffein, ca. 3-5%, welches für die anregende Wirkung verantwortlich ist. Die Aminosäuren, ca. 1 - 4%, sind ebenfalls wesentlich für die positiven Effekte. Wobei das L-Theanin die Hälfte der Gesamtmenge ausmacht. Es kommt nur in der Teepflanze vor und ist der Gegenspieler des Koffeins denn es wirkt nervenberuhigend. Für die unterstützende Wirkung des L-Theanins bei der medikamentösen Krebsbehandlung und die Freisetzung bestimmter Hormone, die u. A. eine entspannende Wirkung haben, liegen bis jetzt nur Tierstudien vor. Außerdem sind die Aminosäuren für den etwas süßlichen Geschmack des grünen Tees verantwortlich.

An wasserlöslichen Mineralien, 2 - 4%, ist z.B. Fluor in größerer Menge vorhanden, wer ca. 5 Tassen pro Tag trinkt, hat damit ungefähr 50% seines Tagesbedarfs gedeckt. Der Vitamingehalt des Tees ist nicht wirklich berauschend viel, nur o,6 - 1%, wobei der Vitamin C-Gehalt noch am höchsten ist.

Wer den Geschmack des grünen Tees nicht mag, aber trotzdem von den positiven Wirkungen profitieren möchte, hat die Möglichkeit, Grüntee-Extrakt in Kapselform einzunehmen. **Aber Vorsicht: In hoher Konzentration sind Catechine giftig. Also auf keinen Fall nach der Devise "Viel hilft viel" verfahren. Im Zweifel lieber etwas weniger nehmen**. Grüner Tee zusammen mit Heilpilz-Pulver ist eine hervorragende Kombination.

Jiaogulan (Gynostemma pentaphyllum), Pflanze der Unsterblichkeit

Erst in den 70iger Jahren entdeckte man bei einer Volkszählung in China dass in einigen Gebieten die Menschen überdurchschnittlich alt waren. Die Zahl der über 100jährigen war erstaunlich.

Einflüsse durch das Klima und auch genetische Faktoren konnten nicht der Grund dafür sein. Auffällig war, dass diese Personen regelmäßig Tee aus der Pflanze Xian cao (so heißt die Pflanze in China) konsumierten.

Jiaogulan gehört zu den Kürbisgewächsen und ist außer in China in ganz Südostasien und Japan zu finden. Immer dort, wo Feuchtigkeit und Wärme gegeben sind. Japanische Forscher haben ihre Wirksamkeit im Labor erforscht.

Die Ergebnisse sind mittlerweile durch zahlreiche Studien belegt. Es ist erstaunlich, dass diese Pflanze, obwohl in der traditionellen chinesischen Medizin hinlänglich bekannt, erst so spät "entdeckt" wurde.

Die Pflanze wirkt unter anderem gegen Stress, dazu gehört auch der oxidative Stress, der für die Zellalterung verantwortlich ist. Sie stärkt das Immunsystem, reguliert den Blutdruck, stärkt das Herz und die Durchblutung, senkt den Blutzucker, hilft bei Leberleiden und Bronchitis und verhindert Schlaganfall, Thrombosen und alle durch Stress ausgelösten Erkrankungen. Die Liste lässt sich fortsetzen........ Und mittlerweile wurde in Tierversuchen festgestellt, dass sie auch tumorhemmend wirkt.

Für den Tee benötigt man die Blätter, frisch oder getrocknet und etwas zerkleinert. Zwei bis drei Teelöffel Blätter, frisch o. getrocknet, mit einem Liter kochendem Wasser überbrühen und ca. 3-5 Minuten ziehen lassen. Zieht der Tee zu lange, wird er bitter. Ansonsten schmeckt er leicht süß und nach Lakritz, so wie auch bei dem bekannteren Süßholz.

Jiaogulan kann sehr gut zu Hause gezogen werden, draußen oder im Haus. Die Pflanze ist winterhart und gedeiht gut im Halbschatten aber auch in der Sonne. Anleitungen dazu gibt es im Internet reichlich.

Kardamom (Elettaria cardamomum)

Auch der Kardamom gehört zu den Weihnachtsgewürzen. Bei der Lebkuchenbäckerei darf er nicht fehlen. Aber auch in der Kräuterheilkunde hat er seinen festen Platz. Die ätherischen Öle helfen nicht nur gegen Blähungen, sie wirken auch verdauungsanregend. Menstruationsbeschwerden werden durch seine entkrampfende Wirkung gelindert, und auch nervliche Anspannungen lösen sich.

Überhaupt alle Krankheitsbilder, die sich auch in Verkrampfungen äußern, wie z. B. Asthma, epileptische und frauenspezifische Leiden, sprechen auf den Kardamom an.

Die Kardamomfrüchte- und Samen enthalten u. a. ätherische Öle, Beta-Sitosterol, Kampfer und Salicylate.

Koriander, echter (Coriandrum sativum)

In der traditionellen Weihnachtsbäckerei gibt es eine Reihe spezieller Gewürze, die für uns ganz typisch "nach Weihnachten schmecken" und duften. Neben Ingwer und Zimt ist auch der Koriander nicht wegzudenken. Er kann aber noch viel mehr.

In der Küche findet er z.B. Verwendung als Bestandteil der Curry-Gewürzmischungen, er kann im Brot mitgebacken werden und gehört neben Dill und Senf- und Pfefferkörnern auch in die süßsaure Marinade für Gewürzgurken. Verwendet werden die Früchte des Korianders, gemahlen oder ganz.

Das Korianderöl hingegen hat eine stark antibiotische Wirkung und hilft bei bakteriellen Erkrankungen. Die Pflanze gedeiht auf allen Kontinenten und wird und wurde schon immer auch als Heilpflanze eingesetzt.

Bei Verdauungsproblemen, wie z.B. dem nervösen Magen, wirkt er krampflösend und hilft auch gegen Blähungen. Meist wird er zusammen mit Fenchel und Kreuzkümmel in Medikamenten für Magen- und Darmstörungen verwendet.

Vorsicht: Allergiker können empfindlich auf Koriander reagieren.

Mädesüß, echtes (Filipendula ulmaria), auch Spiraea ulmaria

Im Mittelalter trug das Mädesüß noch den Namen Geißbart und regional bedingt weitere Bezeichnungen, wie z.B. Wiesenkönigin, Bocksbart und Honigblüte.

Schon bei den Kelten galt sie den Druiden als wichtige Pflanze, wurde aber auch als Färbemittel eingesetzt. In den vergangenen Jahrhunderten diente sie u.a. als Geschmacksverbesserer für Met und Wein, in England sogar als Zutat für Bier. Auch die alten Griechen wussten es zu schätzen.

Der Name des heutigen, synthetischen Aspirins (Acetylsalicylsäure) leitet sich von der früher gebräuchlichen Bezeichnung des Mädesüß, Spiraea ulmaria, ab. Das A für Acetyl und das "spirin" von Spirea.

In der Homöopathie wird die Pflanze für verschiedene Beschwerden im Magen-Darmbereich, Blase, Nieren und ebenfalls bei nervösen Leiden verwendet.

Blüten, Blätter und die Wurzel werden zu Heilzwecken genutzt. Entweder als Kaltaufguss oder als Heißtee, dann ist auch der Geschmack besser Die Wurzel wird in Wasser gekocht. Sie enthält viel Kieselsäure und bietet sich daher z. B. als Mittel gegen Cellulitis an.

Die Inhaltsstoffe der Pflanze sind u.a. Gaultherin, ätherische Öle, Salycilsäure, Citronensäure sowie Gerbstoffe, Flavonoide, das Heliotropin und Vanilin findet sich in den Blüten.

Mädesüß wirkt blutstillend, narbenbildend aber auch schmerzstillend, fiebersenkend und entzündungshemmend. Außerdem ist es hilfreich bei einer Übersäuerung des Magens denn es schützt die empfindliche Magenschleimhaut. Durch seine harntreibende Eigenschaft kann es auch gut bei Blasen- und Nierenbeschwerden eingesetzt werden. In zahlreichen Studien wurde die Wirksamkeit belegt und es gibt erste Hinweise, dass die Pflanze auch Krebserkrankungen vorbeugen könnte.

Die Blüten duften süß-herb und können nach der Ernte getrocknet werden, ebenso die Blätter. So hat man auch im Winter immer einen Vorrat des natürlichen Heilmittels im Haus.

Kaut man die Blätter, z.B. bei Zahnschmerzen, schmecken sie irgendwie nach Medizin. Ansonsten wird das Kraut in Form von Tee, als Fußbad oder Kompressen verwendet.

Nicht bei Empfindlichkeit gegen Salyzilate, in der Schwangerschaft und Stillzeit und nicht für Kinder unter 2 Jahren verwenden.

Moringa Oleifera

Bereits seit ca. 5000 Jahren wird dieser Baum mit seinen vielfältigen Anwendungsmöglichkeiten in Indien hoch geschätzt. Im **Ayurveda** hat er seinen festen Platz und seit ein paar Jahren erst teilen die Inder nun ihr Wissen über den "Wunderbaum" ,wie er auch genannt wird, mit der ganzen Welt.

Inzwischen gibt es weit mehr als 700 wissenschaftliche Forschungsarbeiten. Diese bestätigen, was schon in den alten Veden stand.

Verbreitet ist der Moringa in ganz Indien, Tibet, China und in einigen Gebieten Afrikas. Indische Händler hatten ihn mit in ihre neue Heimat in Ostafrika gebracht und dort kultiviert. Mittlerweile wird er auf Grund seiner unglaublichen Eigenschaften weltweit auf Plantagen angebaut.

In Deutschland ist er als Meerrettich-Baum bekannt. Er wird ca. 9-12 Meter hoch.

Die Blüten duften intensiv nach Honig. Den Namen Meerrettich-Baum hat er aber von seiner Wurzel, diese enthält Benzylsenföl, das sehr stark nach Meerrettich riecht. **Im Ayurveda wird die Wurzel als Mittel gegen Verdauungsstörungen eingesetzt. Es wirkt u. a. wurmtreibend, entzündungshemmend, entwässernd, schleimlösend und entgiftend. Es hilft aber auch gegen Husten, Asthma, Bronchitis und Epilepsie.**

Die Rinde wirkt wärmend, Herz- und Kreislauf anregend, und hilft bei Bauchwasser-

sucht und Ringelflechte. Die Blätter wirken entzündungshemmend, beruhigend und sind reich an den Vitaminen A, B, C und E. Dadurch helfen sie bei Wunden, Skorbut und Wurmbefall.

Die Blätter werden aber nicht nur zu Heilzwecken genutzt, sondern auch als Gemüse. In den Blättern sind alle lebensnotwendigen Aminosäuren enthalten. Das Eiweiß ist dem der Eier gleichgestellt und der Vitamingehalt ist um ein mehrfaches höher als der von Orangen und z. B. Möhren.

Das ist aber noch nicht alles:

Die Blätter haben einen enormen Gehalt an verschiedenen Mineralien und Spurenelementen. Und das alles auch noch in optimaler Zusammensetzung und Bioverfügbarkeit, d. h. der menschliche Körper kann es sehr gut und direkt verwerten. Außerdem haben sie doppelt so viele Proteine wie Soja oder Joghurt. Für Vegetarier ist das einfach genial.

Die Samen des Moringa Baumes helfen bei Entzündungen, Fieber, Neuralgien und Augenkrankheiten. Und das aus den Samen gewonnene Öl lindert Gicht und Rheuma. Und dann gibt es noch eine wichtige Besonderheit; die Samen können verdrecktes Wasser nicht nur reinigen und genießbar machen, es ist dann auch noch Bakterien frei.

Dieser einzigartige Baum ist anspruchslos und kann auch in unseren Breiten kultiviert werden. Stecklinge wachsen in wenigen Monaten zu Bäumen heran. Anleitungen dazu finden sich im Internet. Ein Hinweis für Imker: Der Moringa blüht bis zu 8 Monate im Jahr und die Blüten ergeben einen unvergleichlichen Honig, der zudem noch extrem gehaltvoll und gesund ist. Im Moment ist das vielleicht noch ein Geheimtipp.

Die Einsatzmöglichkeiten sind schier unglaublich. Dieser Baum eröffnet ungeahnte Möglichkeiten in Bezug auf die Bekämpfung von Hungersnöten weltweit und die gesundheitsbewusste Ernährung jedes Einzelnen. Aber nicht nur die Menschen können von diesem unglaublichen Baum profitieren. Tiere und Pflanzen gedeihen besser, wenn sie mit Moringa gefüttert beziehungsweise gedüngt werden. Kurzum, dieser Wunderbaum ist ein Segen für alles Leben auf unserer Erde.

Muskatellersalbei (Salvia sclarea)

Diese zweijährige Heilpflanze ist winterhart. Mit ihren großen weiß-rosa Blüten und den hübschen Blättern ist sie recht beliebt bei Gartenfans. Durch ihren ganz speziellen, aparten Duft und Geschmack ist sie als ätherisches Öl hervorragend geeignet für die Aromatherapie, kann aber auch als Kraut für Tee oder in Teemischungen verwendet werden.

Muskatnuss (Myristica fragrans)

Wer kennt nicht das Aroma der Muskatnuss, die nicht nur zu den Weihnachtsgewürzen gehört sondern auch zahlreiche Speisen, wie z. B. Gemüse in hellen Saucen (Blumenkohl) oder auch den beliebten Kartoffelbrei geschmacklich abrundet. **Aber Vorsicht, ein Zuviel lässt das Essen bitter schmecken.**

In vergangenen Zeiten sehr kostbar, bekommt man sie in unserer Zeit wirklich in jedem Supermarkt, als Ganzes oder in Pulverform.

In Asien gilt sie heute noch als Heilpflanze. Sie wirkt antibakteriell und krampflösend, also zur besseren Verdauung und gegen Blähungen einsetzbar. Sie lindert Krämpfe im gesamten Bauchraum und regt Galle und Leber an. Auch bei Gicht und rheumatischen Beschwerden hilft sie. Ebenso durch ihre entspannende Wirkung bei Schlaflosigkeit. Sie soll auch dem Gedächtnis auf die Sprünge helfen. Erwähnenswert ist auch die Bedeutung für Hauterkrankungen, wie z. B. Ekzeme oder Flechten. Auch bei Lippenherpes soll sie helfen.

Auch die Muskatnuss enthält neben den ätherischen Ölen u. A. Terpene, Lycopen und Eugenol. Den Samen finden wir entweder als Nuss oder pulverisiert, den Samenmantel als Muskatblüte. Wobei die Nuss wesentlich intensiver schmeckt.

Nelken

Die Gewürz-Nelken haben nichts mit den Gartenblumen zu tun sondern sind die getrockneten Blüten des Gewürznelken Baumes (Syzygium aromaticum), dieser gehört zu den Myrtengewächsen.

Das scharfe und kräftige Gewürz kennt vermutlich jede Hausfrau, wenn sie kochen kann. Zusammen mit zwei bis drei Lorbeerblättern gibt sie dem Rotkohl die perfekte Note, aber auch in Wildgerichten und weiteren Gerichten wird sie gern entweder als Pulver oder im Ganzen verwendet. Und natürlich gehört das Nelkengewürz auch in die Lebkuchen-Gewürzmischung. Sehr hübsch in der Vorweihnachtszeit sind auch Zitrusfrüchte (Zitronen oder besser noch Orangen) mit Nelken gespickt. Diese kleinen Kunstwerke sehen nicht nur hübsch aus sondern verbreiten einen weihnachtlichen Duft.

Die bekannteste Verwendung von ganzen Nelken ist wohl das Daraufbeißen bei Zahnschmerzen. Sind keine Schmerztabletten zur Hand, kann man sich gut damit behelfen. Die schmerzstillende Wirkung wird durch den hohen Anteil von Eugenol hervorgerufen. Die betäubende Wirkung ist auf den Gehalt an Oleanolsäure zurückzuführen. Außerdem haben die Nelken einen sehr hohen

Gehalt von Polyphenolen und dadurch machen sie Fleisch verdaulicher. Ebenso geben sie dem Weihnachtspunsch und dem Glühwein einen unverwechselbaren Geschmack.

Ein Kuriosum am Rande ist die Verwendung zerkleinerter Nelken zusammen mit Tabak in speziellen Nelkenzigaretten (Kretek), die in Indonesien hergestellt und auch in gut sortierten Tabakgeschäften in Deutschland zu bekommen sind.

Safran (Crocus sativus)

Das Gewürz Safran wird aus Krokussen gewonnen. Genauer gesagt aus den Stempeln in den Blüten. Echter Safran gehört zu den kostbarsten Gewürzen überhaupt. Wenn man bedenkt, dass man ca. 150 000- 200 000 Blüten benötigt, um nur ein einziges Kilogramm Safran zu bekommen, ist der Preis von durchschnittlich 10-14 Euro für ein Gramm durchaus gerechtfertigt.

Die Krokusse blühen nur einmal im Jahr für ungefähr 14 Tage, und ein Pflücker erntet maximal 80 Gramm an einem Tag und zwar mit den Händen. Eine ermüdende und anstrengende Arbeit. Die Hauptlieferanten für das teure Gewürz sind der Iran, Marokko aber auch Marokko. Weitere Anbaugebiete finden sich rund um das Mittelmeer, z.B. in Südfrankreich, Spanien, Griechenland und der Türkei.

Beliebt ist der Safran hauptsächlich wegen der goldgelben Farbe, die die mit ihm gewürzten Speisen und auch Gebäck so herrlich sattgelb färben. Safran ist extrem licht- und luftempfindlich und sollte in gut schließenden Behältnissen aufbewahrt werden. Wem der echte Safran zu teuer ist und lediglich eine Gelbfärbung der Lebensmittel wünscht, kann auf die Färberdistel (falscher Safran) oder Kurkuma ausweichen. Geschmacklich ist das Aroma des echten Safrans damit allerdings nicht zu vergleichen.

Die heilkundlichen Anwendungen stehen heute hinter den kulinarischen zurück. Obwohl Hyppokrates den Safran u.a. bei Frauenleiden empfahl und auch die alten Ägypter ihn bei etlichen Krankheiten einsetzten, spricht kaum noch jemand davon. Dabei sind einige seiner Wirkungen durchaus interessant, wie z.B. seine aphrodisierende Wirkung. Auch zur Stärkung des Herzens fand er Verwendung. **Als "lachender Tod" wurde ein rauschartiger Zustand, der mit einem ausgeprägten Lachreiz begann und mit dem Tod endete, beschrieben. Die tödliche Dosis liegt bei ca. 10 Gramm.**

Vorsicht: nicht in der Schwangerschaft verwenden!

Salbei (Salvia officinalis)

Der echte Salbei ist rund um das Mittelmeer anzutreffen und mittlerweile natürlich in fast jedem Kräutergarten Europas zu finden.

In der Küche verwendet, gibt er den Speisen das gewisse Etwas. So zum Beispiel der italienischen Variante des Kalbsschnitzels, Saltimbocca, einfach nur lecker........... Allerdings hat er noch wesentlich mehr zu bieten. Ebenso wie die anderen Salbeisorten enthält er Thujon, das leicht giftig ist. Darum wird vor einem ständigen Gebrauch gewarnt. Solange er nur hin und wieder oder vorrübergehend als Würze oder zu Heilzwecken genommen wird, besteht natürlich keine Gefahr. Auch hier macht die Dosis das Gift.

Salbei wirkt entzündungshemmend und antibakteriell, so bietet er sich bei Entzündungen in Mund und Hals und zur Behandlung schlecht heilender Wunden an. Fast Jeder hat schon einmal Salbeibonbons gelutscht oder mit einer Lösung gegurgelt. Weniger bekannt ist, das Salbei schweißhemmend wirkt und bei übermäßigem Schwitzen helfen kann. Interessanterweise wirkt er bei Fieber schweißtreibend. Auch die alten Chinesen wussten den Salbei als lebensverlängerndes Mittel sehr zu schätzen. Außerdem regt er bei Verdauungsschwäche Galle und Leber an.

Stillende Mütter sollten keinen Salbei verwenden, der Milchfluss könnte versiegen. Zum Abstillen dagegen kann er eingesetzt werden. Im Mittelalter fand er bei verschiedenen Krankheiten Verwendung wie z.B. bei Zahnschmerzen, Fieber, Blasenentzündungen und Koliken. Zusammen mit Thymian, Lavendel und Rosmarin in Essig eingelegt verhinderte er, indem sich die Menschen mit der Lösung einrieben, eine Ansteckung durch die Pest. Diese sensationelle Methode wurde bei den Pestepidemien in Toulouse und Marseille (Südfrankreich) erfolgreich angewendet. Allerdings von Plünderern, die die Zustände schamlos ausnutzten.

Sternanis (Illicium verum)

Aus der Weihnachtsbäckerei ist auch der Sternanis nicht wegzudenken. Seinen Namen verdankt er seiner Form und dem leichten Anisaroma, der ihn so vielseitig einsetzbar macht. Auch als Heilpflanze ist er gut zu gebrauchen, denn er wirkt antibakteriell und schleimlösend. Bei Mandel- und Halsentzündungen, Bronchitis oder schlicht, um schlechten Mundgeruch zu beseitigen, ist er wunderbar geeignet. Bei Blasenleiden hilft er durch seine harntreibende Wirkung. Auch bei Magenproblemen, wie z.B. Krämpfen oder Verdauungsschwäche, verspricht er Linderung. Wer unter Zahschmerzen leidet, kann ihn ebenfalls versuchen. Bei neuralgischen Schmerzen, wie z.B. Ischias-Problemen oder einem Hexenschuss ist der Sternanis ebenfalls einen Versuch wert.

An Inhaltsstoffen hat er ebenfalls einiges zu bieten wie z.B. ätherische Öle, Gerbsäuren, Saponine und Terpene, Shikimisäure, Anethol, Anisol und Kamphen.

Bei Beschwerden können die Früchte des Sternanis als Tee getrunken werden. Entweder allein oder in einer Mischung mit anderen, ähnlich wirkenden Heilkräutern.

Neues zu Stevia

Die Andechser Bio-Molkerei hat einen Rechtsstreit gegen die Lebensmittelüberwachung in Starnberg gewonnen. Sie darf jetzt ihr Joghurt mit Stevia süßen.

Stevia Rebaudiana ist ein natürliches Süßungsmittel, dass eine um ein Vielfaches höhere Süßkraft hat als unser normaler Haushaltszucker. Zudem hat es auch nur wenige Kalorien und ist einfach die perfekte Alternative zum ungesunden, dickmachenden Zucker.

Dieses Urteil ist hoffentlich der Vorbote einer baldigen (Ende 2011) Zulassung von Stevia als Süßmittel in Deutschland.

Süßholz (Radix Liquiritiae)

Die botanische Bezeichnung der Lakritze lautet Glycyrrhiza glabra Linné.

Schon in der Antike hatten römische Soldaten die Lakritze, u.a. als Durstlöscher im Marschgepäck und im ersten Weltkrieg gehörte sie ebenfalls zur Ausrüstung französischer und türkischer Truppen. Hildegard von Bingen schätzte sie, genauso wie Napoleon Bonarpate, der an Magengeschwüren litt und deshalb auf allen Feldzügen die Lakritze mit sich führte. In der trafitionellen chinesischen Medizin gehört sie zu den am häufigsten verwendeten Heilsubstanzen. Dort wird sie nicht nur wegen ihrer direkten Wirkung sondern auch als "Wegweiser" für andere Heilmittel geschätzt, die durch die Süßolzwurzel an die richtige Stelle im Körper geleitet werden. Außerdem neutralisiert sie eventuelle Gifte anderer Kräuter.

Auch die beliebten Salmiakpastillen sind eine Mischung aus Ammoniumchlorid, Anisöl und dem Süßholz. Die Pastillen helfen bei Atemwegserkrankungen.

Verwendet wird die Süßholzwurzel, bzw. der Saft, der aus ihr gewonnen wird.

Oft ist sie ein Bestandteil in Mischungen von Magen- und Bronchialtees. Das sind auch ihre Hauptanwendungsgebiete. Sie hilft bei Magenbeschwerden und auch bei Magengeschwüren. Sind die Bronchien betroffen kann sie ebenfalls helfen, auch bei Asthma.

Der von den meisten Menschen als lecker empfundene Geschmack trägt dazu bei, dass auch Kinder diese "Medizin" gerne nehmen. Die Süßkraft ist übrigens 50 mal stärker als die von Zucker.

Die Süßholzwurzel hat eine blutreinigende, entzündungshemmende und schmerzlindende Wirkung. Auch wirkt sie schleimlösend. Außerdem ist sie wegen der harntreibenden Wirkung Bestandteil von Blasentees. Bei Rheumatischen Beschwerden oder Gicht wird sie auch manchmal eingesetzt, ebenso bei Kopfschmerzen und Migräne.

Doch das ist noch lange nicht alles. Es gibt Studien, die eine positive Wirkung auf Herpesviren belegen. Wissenschaftler weltweit erforschen den Einsatz bei Krebserkrankungen. Anlass zur Hoffung gibt es auch bei der Bekämpfung von Hepatitis C. Diese kann im chronischen Verlauf u.a. durch ein Leberversagen zum Tode führen.

Das Süßholz enthält mehr als 40 Flavonoide (sekundäre Pflanzenstoffe), Glycoside, Polysaccharide, Triterpene, Saponine, Cumarine sowie flüchtige

Aromastoffe.

Vorsicht bei zu hohem Blutdruck, da die Lakritze diesen erhöht!

Vanille (Vanilla planifolia)

Vanillekipferln ohne Vanille geht garnicht. Und auch vielen leckeren Süßspeisen gibt sie erst den richtigen Pfiff. Die künstliche und natürlich auch kostengünstigere Variante kann dem aromatischen und gesunden Mark der echten Vanille(schote) nicht das Wasser reichen. Wenn sie die Vanilleschote aufgeschnitten und ausgekratzt haben, eignen sich die leeren Schoten noch prima, um in Zucker eingelegt den eigenen Vanillezucker herzustellen.

Die Vanille stärkt dank ihrer Inhaltsstoffe nicht nur die Potenz und die Muskulatur, sie kann auch bei rheumatischen Beschwerden eingesetzt werden. Zudem wirkt sie noch allgemein anregend. Erwähnenswert ist auch die pilztötende und entzündungshemmende Wirkung. ein Versuch bei Ekzemen oder Neurodermitis kann unter Umständen Linderung bringen.

Außerdem sei noch erwähnt, dass sie gerne in warm und pudrig duftenden Parfüms verwendet werden, ebenso wie in leichteren und trotzdem warmen Düften.

Zimt Ceylon (Cinnamomum verum) Zimt China (Cinnamomum cassia)

Auch der Zimt kann, wie viele andere Gewürze auch, auf eine jahrtausendealte Tradition als Würz- und Heilpflanze zurückblicken. In der traditionellen chinesischen Medizin und auch im Ayurveda wird der Zimt seit Jahrtausenden als Heilmittel eingesetzt. Seine Verwendung in der Weihnachtsbäckerei ist uns Europäer selbstverständlich geworden und ein Glühwein ohne Zimt geht gar nicht. Ansonsten wird er für das Verfeinern von Süßspeisen, wie z.B. Milchreis genommen. Die Verwendung als Gewürz für Fleisch- und andere Gerichte ist eher in den Küchen Asiens und Afrikas zu finden.

Im Mittelalter war der Zimt nur den Reichen vorbehalten, die ihn z.B. für den Würzwein verwendeten. Zimt gilt als energetisch warm, er wärmt den Körper von innen und seine ätherischen Öle finden wir auch in warmen, schweren Winter-Parfüms wieder. Er ist ein absolutes Wohlfühl-Gewürz.

Der echte Ceylon-Zimt kommt, wie der Name schon sagt, von der Insel Ceylon (Sri Lanka). Die Rinde des Zimtbaumes, genauer gesagt, die Innenschicht zwischen Borke und Mittelrinde, wird vorsichtig abgelöst, sie rollt sich dann zusammen. Bis zu zehn Einzelstücke werden ineinander geschoben und dann getrocknet. So entstehen die typischen Zimtstangen, wie wir sie kennen. Nur die Wenigsten wissen, dass der Ceylon-Zimt sogar ein eigenes Bewertungsmaß hat. Die Einheiten heißen "Ekelle". Der qualitativ Beste bekommt die Nummern 00000, die schlechteste Bewertung ist "Ekelle 0". Weitere Einstufungen sind "Ekelle I - Ekelle IV".

Die Zimtstangen, die nach Europa kommen, gehören zur Qualitäts-Stufe "Hamburg". Das ist die schlechteste Qualität überhaupt. Wenn der Zimt gemahlen ist, lässt sich der Qualitätszustand allerdings nicht mehr herausschmecken.

Da der Cassia-Zimt wesentlich höhere Cumarin-Werte aufweist als der echte Ceylon-Zimt, sollte der Verbraucher darauf achten, den Ceylon-Zimt zu kaufen. Cumarin wirkt leberschädigend und kommt übrigens auch im Waldmeister vor. Auch diesen sollte man mit Vorsicht genießen.

Auch geschmacklich unterscheiden sich die beiden Zimtsorten voneinander. Der aus Ceylon schmeckt milder und leicht süßlich, der aus China eher herb und bitter. Nur wenn er gemahlen ist, kann der Laie kaum noch feststellen, um welche Qualität es sich handelt. Zimt aus Sri Lanka ist auf Grund der aufwendigeren Gewinnung und geringerer Erträge selten und zudem natürlich auch teurer. Im normalen Supermarkt ist er eher nicht zu finden.

In Reformhäusern und Apotheken dürfte man dagegen fündig werden. Dabei muss man damit rechnen, den zwei -dreifachen Preis des Supermarktzimtes zu bezahlen. Dafür gibt es aber die Gewissheit, dem Körper nicht zu schaden.

Ob der Ceylon-Zimt in Bezug auf seine blutzuckersenkende Eigenschaft eine tatsächliche Alternative zu Medikamenten sein kann, wird in Studien zur Zeit noch geprüft.

Etwas für die Gesundheit tun

Autogenes Training

Der Berliner Psychiater Johannes Heinrich Schultz entwickelte das AT aus Erkenntnissen der Hypnose-Therapie heraus, wobei der Patient jedoch nicht mehr auf Suggestionen von außen angewiesen war, sondern sich selbst in einen "Trance-Zustand" versetzen konnte, indem er sich selbst bestimmte Befehle gab, sogenannte Autosuggestionen. Während zu damaliger Zeit das AT als Bestandteil der Psychotherapie bei Kranken angewendet wurde, lernen heute auch viele gesunde Menschen diese Methode der Entspannung.

Durch das Autogene Training gelangen wir willentlich in einen Alpha-Wellenzustand mit einer Frequenz von 8-14 Hz, den wir sonst auch tagsüber manchmal erleben (Tagträumen, Visualisieren) oder kurz vor dem Einschlafen. Dieser Zustand ist wichtig, denn er ermöglicht, dass Informationen aus dem Theta-Bereich, 4-7 Hz, also dem Unbewussten, in unser Wachbewusstsein gelangen können. Unser Gehirn erzeugt Theta-Wellen z. B. während der Meditation oder wenn wir im "Flow" sind.

Ich habe es immer wieder erlebt, dass einige Menschen große Probleme damit hatten, auf dem Rücken liegend, zu entspannen und dabei ruhig zu liegen, sie wurden immer kribbeliger. In diesen Fällen habe ich dann eine andere Entspannungsmethode empfohlen, z. B. die Progressive Muskelentspannung nach Jacobson. Dabei werden jede Menge Muskeln an- und entspannt, d. h. die Menschen haben nicht das Gefühl von "irgendwie gefangen zu sein" und still liegen zu müssen.

Die Grund- und Oberstufe sollte nicht alleine erlernt werden, denn es kann tatsächlich vorkommen, dass sich Spannungen lösen oder Konflikte auftauchen. Es kann (sehr selten) auch zu negativen körperlichen Reaktionen kommen, wie plötzlichem Herzrasen, Beklemmungen oder Atemnot. Der Trainer hat demzufolge eine große Verantwortung und die Übungsgruppe sollte nicht mehr als 6-8 Teilnehmer haben um dem Einzelnen gerecht werden zu können. Bevor mit den ersten Übungen begonnen wird, muss auf jeden Fall geklärt werden, ob es Teilnehmer gibt, die bestimmte Beschwerden oder Krankheiten haben. Ich habe es immer so gehalten, dass zuerst eine Vorstellungsrunde stattfand, wobei jeder kurz schildern sollte, warum er das AT erlernen möchte. Trotzdem habe ich auch noch einmal explizit nach gesundheitlichen Problemen, wie z. B. Bluthochdruck, gefragt. Bei der Anmeldung habe ich auch darum gebeten, dass, wenn es einen behandelnden Arzt gab, der Klient mit diesem auf jeden Fall darüber sprechen müsse. **Auf keinen Fall darf mit AT gearbeitet werden, wenn ein Mensch an einer Psychose (z. B. Schizophrenie) leidet. Bei Neurosen (zwanghaftes**

Verhalten) oder Phobien (Spinnenphobie oder Flugangst, etc.) kann das AT schon helfen.

Die Übungen

Schwere: Mein rechter Arm ist ganz schwer, beide Arme sind schwer, rechtes Bein ganz schwer, beide Beine ganz schwer.

Wärme: Beide Arme sind ganz warm, beide Arme und Beine sind ganz warm

Atem: Atmung ruhig und regelmäßig

Herz: Herz schlägt ruhig und regelmäßig (hier kann es passieren, dass ein Paradoxon eintritt und das genaue Gegenteil passiert)

Solarplexus: Solarplexus/Sonnengeflecht strömt warm, oder Bauch strömt warm

Stirnkühle: Stirn ist angenehm kühl, Vorsicht bei Migräne oder Neigung zu Kopfschmerzen

Diese sogenannten Formeln werden erst ausführlich, am besten 2mal täglich üben, später dann als "Kurzformel" angewandt:

Bei mir reicht, nach nunmehr 16 Jahren: ich bin ganz ruhig, schwer und warm, ich bin ganz ruhig und entspannt.

Weitere, über die ersten beiden Stufen hinausgehende Anwendungen sind auf jeden Fall Psychotherapeuten oder Psychiatern vorbehalten.

Schüssler Salze

Ausgehend von der Homöopathie hatte Dr. Wilhelm Heinrich Schüssler entdeckt, dass die 12 Mineralsalze, wenn sie potenziert wurden (Verdünnung von Substanzen, die dann noch verschüttelt werden) vom menschlichen Körper wesentlich leichter aufgenommen werden können. Im Gegensatz zur Homöopathie (unendlich viele verschiedene Mittel) sind die 12 Funktionsmittel, auch für den Laien, wesentlich einfacher anzuwenden.

Als Schüssler 1873 einen ersten Artikel über seine Salze und ihre Anwendung veröffentlichte, wurde er von vielen Kritikern angegriffen, allen voran die Ärzte, die mit homöopathischen Mitteln arbeiteten. Er hatte nicht als erster die Wichtigkeit der Mineral-salze für den Körper entdeckt, aber er war derjenige, der durch seine Erforschung die 12 Hauptfunktionsmittel für die Körperzellen "entdeckte" und ein System dazu entwickelte. Durch die Zufuhr der fehlenden Salze funktionierte der Zellstoffwechsel der Zellen wieder und sie konnten ihre Aufgaben wieder erfüllen.

Seit einigen Jahren erleben die Salze einen regelrechten Boom, wohl ausgelöst durch ein neues Körper- und Gesundheitsbewusstsein und den Überdruss an chemisch hergestellten Medikamenten und deren Nebenwirkungen.

Schüssler Salze 1-3

Calcium Fluoratum

in der Potenz D12, ist das erste der Schüssler-Salze. Es wirkt auf Bindegewebe, Haut und Knochen und wirkt dadurch bei Gelenkbeschwerden, aber auch bei Hauterkrankungen und Krampfadern. Das Calcium kann in Tablettenform und zusätzlich als Salbe angewendet werden. Überall da, wo Wärme eine Linderung bringt, ist es angezeigt.

Calcium Phosphoricum

Potenz D6, ist die Nr.2. Es hilft bei Durchblutungsstörungen, Rückenschmerzen und dient der Regeneration. Genauso, wie auch Calcium Fluoratum, kann es zur Stärkung des Immunsystems verwendet werden, ebenso in der Rekonvaleszenz. Unter Umständen kann es auch bei Allergien helfen und Ekzeme bessern sich.

Die Nr. 3, Ferrum Phosphoricum

in der Potenz D12 kann immer dann helfen, wenn sich im Körper eine Entzündung ankündigt (Erkältungen, Infektionskrankheiten, ebenso Entzündungen der Körperorgane). Wie der Name Ferrum (Eisen) schon sagt, hilft es bei der Blutbildung und wird auch bei leichteren Verletzungen als Salbe aufgetragen.

Schüssler Salze 4-6

Die Nr. 4, **Kalium Chloratum**

in der Potenz D6 ist immer angezeigt, wenn Entzündungen Schleim absondern (z.B. Schnupfen), Halsentzündungen aber auch zur Reduzierung von Übergewicht indem es "Fressattacken" verhindert.

Bei bestimmten Hautanomalien, wie z.B. Couperose oder Besenreiser, kann es in Salbenform aufgetragen werden. Ein erhöhter Bedarf von Kalium Chloratum entsteht z.B. durch Elektrosmog.

Dieses Schüssler-Salz ist etwas Besonderes: Lebenserhaltend wird es in physiologischen Lösungen eingesetzt, bei der Nahrungszubereitung als Geschmacksverstärkung und als Streusalz für vereiste, rutschige Straßen.

Die Kehrseite der Medaille ist der Einsatz als Todesspritze bei Hinrichtungen und als Mittel für Abtreibungen, aber auch der eine oder andere Mörder hat es schon benutzt.

Die Nr. 5, **Kalium Phosphoricum**

in der Potenz D6, wird angewendet bei Schlafstörungen, ebenso bei Erschöpfungszuständen und allgemeiner Antriebslosigkeit. Immer dann, wenn es um Probleme im Zusammenhang mit den Nerven geht. Bei Gedächtnisstörungen oder nervlich bedingten Herzproblemen ist es allemal einen Versuch wert. Wenn Entzündungen "übel Riechendes" absondern, ist es das Mittel der Wahl. Es kann als Salbe, bei der Wundversorgung, und in Tablettenform angewendet werden.

Etwas merkwürdig mutet es schon an, dass es auch Bestandteil vieler Waschmittel ist und als Dünger zum Einsatz kommt.

Die Nr. 6, **Kalium Sulfuricum**

Potenz D6, beeinflusst den Stoffwechsel. Es wird eingesetzt, wenn bei Entzündungen der Haut die Gefahr besteht, dass sie chronisch werden aber auch, um den Juckreiz während der Abheilung zu lindern. Ein Symptom für einen Kalium Sulfuricum-Mangel ist, dass ein erhöhter Bedarf an Frischluft besteht. Dies kommt dadurch, dass in den Zellen zu wenig Sauerstoff gehalten werden kann.

Das Mineralsalz kann in Tablettenform innerlich oder als Salbe äußerlich angewendet werden. Außerdem besteht die Möglichkeit, es als Nasen-Gel zu verwenden. Auch als Kochsalz-Ersatz oder in der Pharmazie kommt es zum Einsatz.

Schüssler Salze 7-9

Die Nr. 7, **Magnesium Phosphoricum**

Potenz D6, wird bei verschiedenen Schmerzen und schmerzhaften Krämpfen eingesetzt. Es ist auch als "heiße Sieben" bekannt. In heißem Wasser löst man 10 Tabletten auf, um die Lösung dann schluckweise zu trinken. Das heiße Wasser sorgt dafür, dass es besonders schnell vom Körper verwendet werden kann, dass ist bei krampfartigen Schmerzzuständen besonders zu begrüßen. Die Salbe eignet sich ebenfalls gut bei mangelnder Durchblutung der Extremitäten wenn sie auf die Verkrampfung der Blutgefäße zurückzuführen ist. Dasselbe gilt auch für die Migräne, entweder als "heiße 7" getrunken und/oder als Salbe im Kopfbereich aufgetragen.

Achtung: der Verzehr größerer Mengen von Schokolade kann zu einem erhöhten Bedarf von Magnesium Phosphoricum führen.

Die Nr. 8, **Natrium Chloratum (Kochsalz)**

Potenz D6, hilft besonders gut bei Schnupfen (wässriger Fließschnupfen), aber auch bei trockenen Nasenschleimhäuten. Auch bei trockenen Bindehäuten kann es (nach Rücksprache mit dem behandelnden Arzt) begleitend eingesetzt werden. Erwähnenswert ist auch die Wirkung bei der schwer behandelbaren Gürtelrose (feuchte Hautbläschen) und auch bei anderen Hautausschlägen, und der Windeldermatitis bei Kleinkindern und Säuglingen.

Verwendung findet es bei zu hohem Blutdruck, ebenso als Mittel gegen Migräne. Da Natrium Chloratum auch im Magen vorkommt, hilft es auch gegen Magenbeschwerden. Es kann aber auch gegen Antriebsschwäche genommen werden und um den Körper bei der Entgiftung (z.B. Frühjahrskur) zu unterstützen. Überhaupt wirkt es bei allen Beschwerden, die mit einem Brennen einhergehen. Bei einem Zuviel an Natrium Chloratum sorgt unsere Körperintelligenz dafür, dass wir vermehrt Durst haben und es so aus geschwemmt wird.

Auch, wenn zu viel Salz schädlich ist, so braucht es der Körper doch, um unseren Wasserhaushalt zu regeln. Eine vollkommen salzlose Ernährung würde zu einem Versagen der Körperorgane führen. Aber diese Gefahr ist eher gering, da die meisten Lebensmittel "verstecktes" Salz enthalten.

Die Nr. 9, **Natrium Phosphoricum**

Potenz D6, wird überall im Körper gebraucht.Typische Einsatzgebiete der Nr. 9 sind Gichterkrankungen, aber auch Übergewicht kann damit beeinflusst werden. Ebenso hilft es bei einem erhöhten Cholesterinspiegel im Blut. Grundsätzlich ist es für einen gut funktionierenden Stoffwechsel zuständig.

Besonders bei Gicht ist es das Mittel der Wahl. Es hilft dabei, die schädliche Harnsäure in Harnstoff umzubauen, so dass die Gicht-Attacke abgemildert wird. Einen Versuch bei unreiner Haut, Akne oder Neurodermitis, ist es allemal wert. Ansonsten findet auch dieses Salz Verwendung in einigen Lebensmitteln, auch in Waschmitteln. Gärtner kennen es als Kunstdünger

Schüssler Salze 10-12

Die Nr. 10, **Natrium Sulfuricum**

ist auch als Glaubersalz bekannt. In der Potenz D6 findet es Einsatz bei Erkältungen und Kopfschmerzen. Es hilft dem Körper, giftige Stoffe und abgestorbene Zellen wieder loszuwerden. Immer dann, wenn zu viele schädliche Stoffe den Menschen belasten und dadurch Beschwerden verursachen kann es verwendet werden.

Wer zu tief ins Glas geschaut oder sich schlicht "überfressen" hat, kann seinen Körper mit Natrium Sulfuricum bei der Entgiftung unterstützen. Denjenigen, die grundsätzlich frieren (auch noch mit drei Jacken übereinander) sei die Nr. 10 der Schüsslersalze wärmstens zu empfehlen.

Jeder, der schon einmal eine Fastenkur gemacht hat, wird sich an das Glaubersalz erinnern. Es schmeckt nicht besonders gut und sorgt für eine gründliche Reinigung des Darmes.

Die Nr. 11, **Silicea (Kieselsäure)**

Potenz D12, ist wohl das meistgenutzte unter uns Frauen. Es ist die "Wunderwaffe" für alle, die ein strafferes Bindegewebe und gesündere Haut und Haare haben möchten, und es sorgt auch für gepflegte, feste Fingernägel. Schwangere oder Übergewichtige, die abnehmen wollen, nehmen es, um der Bildung der weniger beliebten Schwangerschaftsstreifen vorzubeugen. Da es das Bindegewebe kräftigt, wird auch die gefürchtete "Orangenhaut" gemildert.

Aber nicht nur Haut und Gewebe werden gestärkt, das gleiche gilt natürlich auch für Gewebe im Körper. So kann auch Krampfadern und Hämorrhoiden entgegengewirkt werden. Haben Säuglinge einen Nabelbruch, hilft Silicea-Salbe, äußerlich aufgetragen, unterstützend.

Die Nr. 12, **Calcium Sulfuricum**

auch schlicht als Gips bekannt. In der Potenz D6 unterstützt es unsere Gelenke und kann bei Rheumatischen Beschwerden (entzündlich) und Arthrose (Verschleiß, nicht entzündlich) helfen. Es fördert den Knorpel-Aufbau, kann aber auch die Funktionen von Leber und Galle unterstützen, indem es die Organe stärkt.

Nicht nur entzündete Gelenke profitieren von einer Einnahme von Calcium Sulfuricum, auch eitrige Entzündungen in anderen Bereichen (z.B.eitrige Bronchitis und Halsentzündungen) sprechen darauf an. Als Salbe bei Furunkeln aufgetragen, wird die Heilung noch zusätzlich unterstützt.

Der eine oder Andere hat sicher schon einmal einen Gipsverband bekommen, oder den Gips als Heimwerker für verschiedene Zwecke genutzt.

Das IBF Training, entwickelt von G. H. Eggetsberger und Markus Eggetsberger

Gerhard H. Eggetsberger studierte Biochemie. Als leitender, technischer Direktor begleitete er 19 Jahre lang das Wiener Institut für Biokybernetik und Feedback-Forschung. Er gründete das Institut für Wirkstoff-Analyse, ebenfalls in Wien, und sorgte mit seinen Entwicklungen für völlig neue Mess- und Verfahrenstechniken im Bereich des modernen Mental-Trainings für Aufsehen, weit über Österreich hinaus.

Nebenbei verfasste er eine beeindruckende Anzahl von Fachbüchern über das Zusammenwirken von Gehirn und Nervensystem. Dabei gelang ihm das Kunststück, seine wissenschaftlich fundierten Kenntnisse und Entdeckungen, auch für den Laien verständlich und anschaulich, darzustellen. Und er geht noch einen Schritt weiter und stellt einige (nicht wenige) seiner Publikationen als kostenlose Downloads in Form von E-books allen interessierten Lesern zur Verfügung und gibt ihnen damit die Möglichkeit an die Hand, selbst etwas für sich und ihr Wohlbefinden tun zu können. Bekannt in den Medien wurde er übrigens auch als

Mentaltrainer vieler Spitzensportler.

Heute leitet er das International-PcE-Network (IPN), dort ist er verantwortlich für das Forschungslabor. Des weiteren leitet er regelmäßig Seminare für Biofeedback, Hypnose und Selbsthypnose.

Wie unser Gehirn arbeitet - die Zusammenhänge und Hintergründe verstehen

Die Gehirnforschung hat in den letzten Jahren ganz erstaunliche Fakten, belegt durch Messungen, hervorgebracht. Wissenschaftler haben Messgeräte entwickelt und Begriffe wie Chakra, Yoga, Kundalini Energie, das Chi, die unglaublichen Kräfte der Shaolin-Mönche und noch einiges mehr, sind aus der belächelten Esoterik Ecke in das Licht der "ernsten Wissenschaft" gerückt.

Eigentlich ist es ganz simpel. Wenn wir etwas lernen, verändern wir unser Gehirn insofern, dass neue Verbindungen, also neuronale Netze, geschaffen werden. Vergessen wir das Erlernte, lösen sich diese Verbindungen, das heißt, alles was mit dem Erlernten zusammenhängt, wieder auf. Diesen grundlegenden Mechanismus nutzt Eggetsberger

für sein IBF-Training. Die gute Nachricht lautet also: Wir können unsere Denk- und Verhaltensmuster durch unseren eigenen Willen beeinflussen und verändern.

Wir sind nicht mehr "Opfer", wir sind in der Lage, uns selbst neu zu "erschaffen".

Das IBF-Training ist ein wunderbarer und relativ einfacher Weg, mit unserem Bewusstsein und auch dem Unterbewusstsein Kontakt aufzunehmen. Die Erfolge, die damit bereits erzielt wurden, sind verblüffend.

Unser Gehirn ist viel mehr als nur unser Steuerzentrum. Es arbeitet schneller als der schnellste Computer der Welt, es ist extrem lernfähig und unser Gedächtnis hat eine unbegrenzte Kapazität. Lange Zeit ging die Wissenschaft davon aus, dass die Verbindungen zwischen den Nervenzellen Neugeborener nahezu festgelegt sind. Neue Forschungen belegen nun, dass es zu jeder Zeit und in jedem Alter möglich ist, das Gehirn neu zu programmieren.

Diese Erkenntnis ist von bahnbrechender Bedeutung, gerade in der Behandlung von Schlaganfall-Patienten und Hirnverletzten. Das menschliche Gehirn ist aufgeteilt in zwei Hemisphären die durch einen "Balken" miteinander verbunden sind. Bei einem gesunden Menschen überwiegt in den meisten Fällen die Aktivität einer Hälfte, obwohl beide Hälften gut zusammen arbeiten. Weitaus weniger finden wir Menschen, bei denen die Aktivitäten ausgeglichen sind.

In der Großhirnrinde finden wir das Zentrum, in dem unsere Sinneseindrücke verarbeitet und unsere Bewegungen gesteuert werden. Hirnstamm und Zwischenhirn regeln unter anderem unseren Schlaf- und Wach-Rhythmus. Hirnstamm, Kleinhirn und Rückenmark steuern unsere Bewegungen und sind für unseren Gleichgewichtssinn verantwortlich. Dann gibt es noch das Limbische System, das unsere Emotionen steuert.

Durch Messungen wurde herausgefunden, dass eine verstärkte Rechtshirn-Aktivität begleitet wird von Depressionen, Angst und weiteren negativen Emotionen. Durch das von Eggetsberger entwickelte IBF-Training lernt der kranke Mensch, seinen Fokus auf das Stirnzentrum zu richten und dort konzentriert zu halten. Dadurch erfährt der Kranke eine Besserung, oder die Beschwerden verschwinden ganz. Es ist erwiesen, dass eine Besserung der Stimmung sich auch positiv auf das Immunsystem auswirkt und weitere positive Auswirkungen nach sich zieht.

Wenn die rechte Gehirnhälfte beeinträchtigt ist, hat dies meist eine optimistische Stimmung bis hin zu Euphorie, zur Folge. Die Menschen können sich gut konzentrieren und der gesundheitliche Zustand verbessert sich. Da das menschliche Gehirn am besten arbeitet, wenn die Hirnhälften ausgeglichen sind und das IBF-Training genau dies bewirkt, haben wir die Möglichkeit uns selbst zu beeinflussen.

Die Übungen und ihr Hintergrund

oder: wo altes Wissen auf neueste Forschung trifft

Das Biofeedback ist eine wissenschaftliche Methode an der Grenze von Medizin und Psychologie. Erkenntnisse aus der Meditation, Yoga, Hypnose und die biomedizinische Messtechnik waren an der Entwicklung des Biofeedback-Trainings und der dazu gehörigen Messgeräte maßgeblich beteiligt.

Das Biofeedback-Training legt zwei Prinzipien zu Grunde,

1. Jede neurologische Funktion, die über einen bestimmten Zeitraum überwacht und sichtbar gemacht wird, kann vom Trainierenden willentlich beeinflusst werden.

2. Prinzip besagt, dass jede Veränderung im körperlichen Bereich eine Veränderung im geistig-emotionalen Bereich bedingt. Umgekehrt beeinflusst eine Veränderung des Geistig-Emotionalen das Körperliche entsprechend.

Leider wissen die meisten Menschen nicht, dass sie die Möglichkeit haben, sich selbst bewusst zu steuern und durch gezielte Übungen eine Veränderung ihres körperlichen Zustands herbei zu führen. Die moderne Messtechnik macht es möglich, die Auswirkungen direkt am Gerät abzulesen. Natürlich lassen sich die Übungen auch ohne ein Biofeedback-Messgerät erfolgreich durchführen, ihrer Wirksamkeit tut das keinen Abbruch.

Die Übungen im IBF-Trainingsbuch sind leicht und schnell zu erlernen, unabhängig von Geschlecht und Alter, und bei regelmäßiger Anwendung führen sie zu einer - messbaren - Steigerung der körperlichen und geistigen Energie. Außerdem wird der Übende noch mit einigen positiven Nebenerscheinungen belohnt.

Mehrere Trainings- und Analysesysteme wurden von Eggetsberger zusammengefasst und geordnet. Die Ergebnisse und Erfahrungen aus 25 Jahren intensiver Forschung sind in das IBF-Programm eingeflossen und werden stetig weiterentwickelt.

Zur Steigerung des geistigen und körperlichen Energie-Levels eignet sich das, ebenfalls von Eggetsberger, entwickelte PcE- Training ganz hervorragend als Basis. Die Übungen finden Sie im Buch "Power für den ganzen Tag", das Sie ebenfalls kostenlos herunterladen können. Auch diese Übungen sind leicht zu erlernen und unabhängig von Alter und Geschlecht einfach auszuführen. Für sich allein genommen bewirken sie eine spürbare Besserung der Leistungsfähigkeit, eine erstaunliche Steigerung des Wohlbefindens und erhöhen die Konzentrations- und Lernfähigkeit.

Das IBF-Training - mit oder ohne Biofeedback-Unterstützung - versetzt jeden Menschen in die Lage, die Reaktionen seines Gehirns willentlich zu verändern, allein durch die Ausrichtung der Aufmerksamkeit.

Wollen sie eine schlechte Gewohnheit ändern oder immer wiederkehrende Muster, die Ihre Bemühungen sabotieren, endlich loswerden? Jetzt habe Sie die Möglichkeit dazu. Wenn Sie den Willen haben und die spezifischen Techniken konsequent anwenden, werden Sie alte neuronale Netze im Gehirn auflösen und neue neuronale Bahnen schaffen, die neue Verhaltensmuster bedingen. Verhaltensmuster, die durch wiederholtes Üben gefestigt und fest verankert werden. Es dauert durchschnittlich drei Wochen, eine negative Angewohnheit durch eine gewünschte zu ersetzen. Heute ist es sogar möglich, die Veränderungen mit Hirnpotential-Messungen sichtbar zu machen.

Die Übungen:

Gleichzeitig mit dem Basis-Training sollte man beginnen, sich immer wieder auf das Stirnzentrum zu konzentrieren. Die Übung kann im Stehen oder Sitzen ausgeführt werden, wichtig ist die Haltung einer geraden Wirbelsäule. Jetzt die Augen schließen und den "inneren Blick" auf den Punkt zwischen den Augenbrauen richten und dort halten. Dazu wird in einem bestimmten Rhythmus geatmet. Im Buch wird diese Atmung sowie alle Übungen im Trainingsteil ausführlich erklärt.

Der nächste Übungsteil besteht aus sechs Einzelschritten

1. Erkennen und beobachten unerwünschter Gefühle, Reaktionen und Handlungen

2. Bewusste Neu-Bewertung dieser Gefühle durch die Erkenntnis, dass es negative Programme sind, die selbstständig ablaufen. Wir sind nicht unsere Gefühle, Emotionen und Zwänge. Wir können sie mit Abstand beobachten.

3. Sagen Sie "Stopp", wenn unerwünschte Gedanken auftauchen, gehen Sie mit dem Fokus in Ihr Stirnzentrum. Dadurch lösen Sie sich von diesen Emotionen und Gedanken. Jedes Mal, wenn Sie eine mentale oder körperliche Angewohnheit mit einem Stopp unterbrechen, beginnen sich die alten neuronalen Netze, die Ihre Nervenzellen verbinden, aufzulösen.

4. Schreiben Sie alles, was Ihnen zu diesem negativen Muster, dass Sie auflösen wollen, einfällt, auf ein Blatt Papier. Damit nehmen Sie sozusagen Kontakt zu dem betroffenen neuronalen Netz auf. Mit dieser Zettelübung können Sie das neuronale Netz der nicht erwünschten Gewohnheit leichter visualisieren. Sie stellen sich also dieses neuronale Netz vor, wie es sich auflöst. Das Unbewusste kann nicht unterscheiden zwischen Wirklichkeit und Vorstellung. Weiter stellt Eggetsberger einige zusätzliche Techniken vor, die dabei unterstützen.

5. Bei diesem Schritt geht es um die Neuvernetzung der neuen, gewollten Gewohnheit. Durch formelhafte Affirmationen, auch bekannt durch das Autogene Training, kann diese nun durch ausreichende Wiederholungen gefestigt werden. So erlernen Sie sozusagen die neue Angewohnheit. Genau so, wie wir einen Muskel trainieren können wir auch unser Gehirn trainieren.

6. Setzen Sie einen mentalen Anker, einen formelhaften Vorsatz, indem Sie sich auf das Stirnzentrum konzentrieren, diese Technik wird auch beim Neurolinguistischen Programmieren (NLP) angewandt. Diese Anker bewirken, dass bestimmte, gewünschte Verhaltensweisen "automatisch" ausgelöst werden.

Dieses Buch ist wunderbar geeignet für Alle, die sich etwas Gutes tun wollen. Ein ganzheitliches Konzept nach dem sich sehr effektiv arbeiten lässt.

Quantenheilung: Eine fantastische Möglichkeit

Die Quantenheilung ist sozusagen **Quantenphysik in Aktion**. Dieser Zweig der Physik bietet durch seine Erkenntnisse und den darauf beruhenden Prinzipien ein tieferes Verständnis und damit die Möglichkeit, die Zusammenhänge und Wirkungsweise besser zu verstehen. Alles, was Sie für Ihre ersten Schritte benötigen, haben Sie schon. Offenheit und die Bereitschaft, sich darauf einzulassen, reichen dafür aus.

Mit der Quantenheilung haben schon die alten Kahunas auf Hawaii, die Chinesen, Ägypter und Schamanen auf allen Erdteilen ihren Mitmenschen geholfen. In den alten indischen Veden lesen wir darüber und auch Jesus könnte sich dieser Methode bedient haben. Aber erst die moderne Quantenphysik hat die Prinzipien, nach denen sie funktioniert, offengelegt, nachvollziehbar gemacht und letztendlich durch ihre Reproduzierbarkeit belegt.

In den letzten Jahren haben zwei amerikanische Ärzte, Dr. Frank Kinslow und Dr. Richard Bartlett, unabhängig voneinander, Quantenheilungs-Konzepte entwickelt. Dr. Kinslow nennt seines Quantum Entrainment®,

Dr. Bartlett hat Matrix Energetics® entwickelt.

Mittlerweile wurden einige weitere Verfahren entwickelt, meist in Kombination mit anderen Heilmethoden . Aber egal, wie sie genannt werden, es geht immer darum, auf der Informationsebene entsprechende Impulse zu setzen und dadurch jeden missliebigen Umstand zu transformieren.

Die Quantenheilung ist keine energetische Heilmethode im üblichen Sinne, wie z. B. Reiki. Und die Quantenheilung heilt auch nicht! Es funktioniert ganz anders.

Jeder Mensch wird durch die Umwelt um ihn herum beeinflusst. Er wird geprägt durch das Verhalten seiner Eltern. Lehrer und andere Menschen tragen ihren Anteil auch dazu bei. Negative Glaubenssätze und Verhaltensmuster, die er verinnerlicht, kommen dazu. Traumata durch Verletzungen, psychisch-emotionaler und körperlicher Art und nicht zuletzt ererbte Muster vervollständigen das Ganze.

All dies hinterlässt Spuren im perfekten Bauplan des Menschen, auch **Matrix** genannt. Durch die Wechselwirkung von Körper, Geist und Seele können sich Krankheiten manifestieren, die wiederum andere Krankheitsbilder nach sich ziehen. Die Schulmedizin behandelt leider nur die Symptome. Um aber eine dauerhafte Veränderung zum Guten zu erreichen, muss am Ursprung angesetzt werden, an besagter Matrix.

Alles, was wir brauchen, um die Methode zu nutzen und in den Genuss ihrer Wirkungen zu kommen, ist unser reines Bewusstsein und unsere Intention (Absicht), also das, was wir erreichen wollen.

Reines Bewusstsein

Was ist denn das? Eigentlich ganz einfach, jeder Mensch hat es sozusagen als Grundausstattung mitbekommen. Das Problem ist eher, dass es irgendwo ganz tief in uns schlummert und wir uns dessen gar nicht mehr bewusst sind. Wir suchen es im Außen und dabei ist es schon immer da.

Wir müssen uns nur entschließen, es aus seinem "Dornröschen-Schlaf" zu erwecken, und voilà, da ist es auch schon. Und da haben wir gleich das nächste Problem, wir können es beinahe nicht glauben: "So einfach ist das ??"

Wir haben doch alle schon von den "Erleuchteten" gehört, die Jahrzehntelang unverdrossen Tag für Tag stundenlang meditiert haben, am besten noch in Armut und Keuschheit lebend.

Jeder Gedanke löst im Körper die Produktion bestimmter chemischer Stoffe aus. Diese Neurotransmitter "erzählen" den Zellen im Körper, was gedacht und gefühlt wurde, und auch die Zellen untereinander kommunizieren. Im Falle eines erfreulichen Gedankens wird daraufhin z. B. Dopamin ausgeschüttet. Durch negative Gedanken, wie etwa Ärger, Wut oder Angst, werden Neuropeptide ausgeschüttet.

Da wir ja fast ständig denken, und nachts träumen, herrscht in unserem Körper ein unvorstellbares Maß an Aktionen und Reaktionen und pausenloser Kommunikation.

Mit unserem **Tagesbewusstsein** können wir ca.40 äußere Reize pro Sekunde verarbeiten.

Dagegen bietet uns unser **Unterbewusstsein** mit der Möglichkeit in einer Sekunde bis zu unvorstellbare 20 Millionen äußerer Reize zu verarbeiten, eine reelle Chance, bei drohenden Gefahren blitzschnell zu reagieren. Unser Tagesbewusstsein wäre dazu nicht in der Lage.

Anders ausgedrückt: Nur 10% der Gehirnkapazität findet im Tagesbewusstsein statt, 90% laufen unbewusst ab. Im Falle einer Gefahr oder bei immer gleichen Aktivitäten (z.B. Auto- oder Radfahren, allem, was wir "automatisch" tun) ist das sehr sinnvoll. Auch unsere Vital-Funktionen wie das Atmen etc. übernimmt das Unbewusste. Das leuchtet ja auch ein. Trotzdem ist vielen Menschen nicht klar, dass sie zu 90% auf "Autopilot" funktionieren.

Das erklärt auch, warum wir immer wieder die gleichen Fehler machen, auch, wenn wir wissen, wie wir es besser machen könnten. Bevor wir uns noch bewusst entscheiden können, hat uns unser Unterbewusstsein schon "ein Bein gestellt" und die alten Muster laufen wieder ab.

Die Quantenheilung bietet die Möglichkeit, wieder bei Null anzufangen, im Nullpunktfeld. Hier, und nur hier können wir am "Original-Bauplan" ansetzen und negative Muster eliminieren. Die entsprechende "Technik" kann jeder leicht und schnell erlernen. Oder Sie suchen sich einen "Kundigen", der bereit ist, ihnen dabei zu helfen. Ich persönlich habe es mit den Büchern und der Methode von Dr. Frank Kinslow gelernt. Seine Bücher sind leicht verständlich und unterhaltsam geschrieben. Außerdem gibt es zum Teil kostenlose MP3 Dateien, CDs etc.

Auf dem Portal des VAK Verlages finden Sie alle Materialien und die Download-links für die kostenlosen MP3s.

Der britische Biochemiker Rupert Sheldrake studierte in Cambridge und hatte dort auch einen Lehrstuhl inne. Außerdem führte er als Mitglied der "Royal Society" Forschungen im Bereich Pflanzenentwicklung und Zellalterung duch. Seine Forschertätigkeit führte ihn um die ganze Welt. Er prägte den Begriff des morphogenetischen Feldes, auch m**orphisches Feld** genannt. Dieses ist Teil des **Quantenfeldes**. Darin ist der ursprüngliche, komplexe Bauplan zu finden, alle Informationen. Und genau auf dieser Ebene setzt die Quantenheilung an.

Quantenheilung - die 2.

Nun probiere ich schon mehrere Wochen die Quantenheilung aus und es hat tatsächlich meistens funktioniert.

Da war z. B. das "Veilchen", das sich mein Sohn beim Boxtraining eingefangen hatte, tief violett und schon sehr ausgeprägt. Innerhalb von 7 Tagen hat es sich in Wohlgefallen aufgelöst, merkwürdigerweise, ohne die sonst üblichen, wechselnden Verfärbungen. Es wurde einfach immer weniger.

Und dann war da noch mein Zeh, den ich mir derbe angestoßen hatte (wenn man so große Füße hat, passiert das eben mal). Da meine Gelenke und Knochen durch das entzündliche Gelenkrheuma sowieso schon angeschlagen sind, ist der Schmerz sehr ausgeprägt und ich habe immer etwas länger was davon. Also Quantenheilung gemacht, und dann anderweitig beschäftigt. Nach ca. 2 Stunden fiel mir dann auf, dass der Schmerz komplett verschwunden war, ich konnte den Zeh wieder bewegen und gehen, ohne auch nur den geringsten Schmerz zu spüren. Und das obwohl sich meine Zehen sonst immer irgendwie unwohl anfühlen. Das war schon sehr beeindruckend.

Natürlich habe ich noch einige mehr Versuche gestartet (ich muss ja hier nicht alles verraten), manchmal erfolgreich und auf Dauer und manchmal nur für kurze Zeit. Es scheint, dass die Methode bei akuten Problemen besser wirkt, als bei chronischen, schon längere Zeit bestehenden Störungen, die ja meist auch sehr komplex sind und auch schon Spuren im Körper hinterlassen haben. Wenn dann noch Folgeerkrankungen, zum Teil auch durch Medikamente verursacht, hinzukommen, kann das Ganze schon in "Arbeit" ausarten.

Für mich ist die Quantenheilung eine ernstzunehmende Möglichkeit, Besserung zu erzielen, wenn nicht gar eine vollständige Heilung zu erreichen. Und das Beste daran ist, dass ich das ganz allein erreichen kann, ohne teure oder überteuerte Seminare zu besuchen und ohne einen "Professionellen" aufzusuchen, der natürlich Geld dafür verlangt. Ein paar gute Bücher und regelmäßiges Üben sind für den Anfänger völlig ausreichend um erste Erfolge zu erleben. Bei sich und auch bei Anderen.

Hin und wieder kann man lesen, dass es einfacher wäre, bei anderen Menschen einen Heilungs- Impuls zu setzen, als bei sich selbst. Das liegt daran, dass wir bei uns selbst dazu neigen, immer wieder zu überprüfen, ob sich schon etwas getan hat. Viel wirkungsvoller ist es, eine kurze Absicht (Intention) zu formulieren und sich dann anderweitig zu beschäftigen. Irgendwann wird einem dann plötzlich bewusst, das sich etwas getan hat. Hilfreich ist es auch, es abends vor dem Einschlafen zu tun, dann können wir uns am nächsten Morgen über das Ergebnis freuen.

Pflege das Leben, wo du es triffst

Dieses Lebensmotto vertritt und lebt die gebürtige Kärtnerin Erika Pichler. Die ausgebildete Hebamme, die auch als Lehrkraft für Pflegeberufe ausgebildet ist, wandelt auf den Spuren der Hildegard von Bingen, der großen deutschen Naturheilkundlerin, die im Mittelalter lebte und wirkte.

Im Laufe der Zeit bildete sie sich durch zahlreiche Zusatz-Ausbildungen weiter und vermittelte ihr Wissen in Seminaren gerne an Interessierte. Sie ist davon überzeugt, dass gerade in der Zeit vor und nach der Geburt die Weichen für das spätere Leben, psychische und physische Gesundheit gestellt würden, also könne man in diesen Zeiträumen vieles besser machen, für eine harmonischeres und glücklicheres Leben.

Trotz der schulmedizinischen Ausbildung beschäftigt sie sich am liebsten mit den Heilkräften der Natur. Aufgewachsen auf einem Bauernhof in Kärnten, ließ sie sich in Deutschland ausbilden und arbeitete als Hebamme. Als sie 1982 die bekannte Bachblüten-Expertin Mechthild Scheffer traf, war das ein Wendepunkt in ihrem Leben. Setzte sie zuerst die klassischen Bachblüten ein, kam ihr irgendwann die Idee, dass doch auch die Pflanzen in ihrer Heimat ebenfalls über besondere Heilkräfte verfügen müssten.

Da sie mittlerweile wieder in Kärnten lebte, sie hatte sich dort auf einem großen Grundstück im Mölltal eine Hütte gebaut, begann sie, sich intensiv mit den dort wachsenden Blumen zu beschäftigen. Indem sie die Pflanzen bezüglich ihres Standortes und ihrer Signatur genauestens untersuchte, fand sie mit der Zeit heraus, welche Pflanzen bei welchen Gemütszuständen helfen könnte.

Das Besondere an ihren 15 Noreia- Blütenessenzen ist aber auch, dass sie die Blüten nicht abpflückt, sondern bei bestimmten Mondkonstellationen, sowie wolkenlosem Himmel nach einem Gebet für vier Stunden in Quellwasser eintaucht. Danach können sie in Ruhe weiter an ihrem angestammten Platz wachsen und gedeihen. Nach der keltischen Muttergöttin Noreia, die auch in Kärnten verehrt wurde, hat Erika Pichler ihre Essenzen benannt.

Durch ein von ihr entwickeltes Diagnose-System, die Einteilung des Körpers in sechs Ebenen, sowie einem Reaktionstest, bei dem sie mittels einer Massage mit einem Tennisball bestimmte Reaktionen feststellt, gelangt sie zu dem erforderlichen Wissen, welche Essenzen zu verwenden sind.

In Seminaren kann man sich zum(r) Noreia-Essenzen Berater(in) ausbilden und zertifizieren lassen.

Erika Pichler ist u. A. Mitglied der internationalen Studiengemeinschaft für Pränatale Psychologie und Medizin.

NLP und Kinesiologie

Beim NLP, Neuro Linguistisches Programmieren, geht es hauptsächlich darum, versteckte, negative Verhaltensmuster im Unterbewusstsein aufzuspüren. Damit sie nicht mehr unsere Entwicklung sabotieren können, werden sie mit entsprechenden Techniken neutralisiert und anschließend durch positive Muster ersetzt.

Wer sich immer wieder wundert, dass er immer wieder dieselben Fehler macht und die falschen Entscheidungen trifft, hat so die Möglichkeit, tiefgreifende Veränderungen herbeizuführen. Vielfach werden NLP-Seminare im geschäftlichen Bereich genutzt, z. B. im Management, Mitarbeiterführung und Motivation und Steigerung der Verkaufszahlen. Wobei letzteres bei mir ein etwas mulmiges Gefühl hinterlässt, denn dabei geht es oft um gezielte Manipulationen des Kunden. Moral und Ethik sind für mich ein Muss und jeder sollte für sich entscheiden, was er vor sich selbst vertreten kann.

Kennzeichnend für die Kinesiologie (Bewegungslehre) ist der Muskeltest, der als Indikator für die Einschätzung schädlicher Einflüsse dient. Das können z. B. falsche Lebensmittel sein oder ein negatives Verhalten. Während der Therapie wird er immer wieder als "Wegweiser" verwandt, um feststellen zu können, das Therapeut und Klient auf dem richtigen Weg sind.

Viele Ärzte, Therapeuten und Pädagogen arbeiten mit den beiden, weltweit anerkannten, Methoden. Dabei sind die Einsatzgebiete breit gefächert. Lernblockaden, Legasthenie, auffällige Verhaltensstörungen, Allergien, gesundheitliche Störungen, Optimierung von Leistungen im sportlichen Bereich oder Verbesserungen im Berufsleben und noch eine Menge mehr.

Je nach Einsatzgebiet wird die "Behandlung" mit anderen Therapieformen kombiniert, z. B. mit Akupunktur bzw. Meridian-Arbeit, Bachblüten, Psychotherapie usw..

Mit Frequenzen heilen

Auch Albert Einstein erkannte:" Alles im Leben ist Schwingung"

Wir leben in einer Welt, die rhythmisch, in bestimmten Frequenzen schwingt.

Alles was schwingt, tut dies in einer ganz spezifischen Art und Weise. In einer Sekunde findet eine bestimmte Anzahl von Schwingungen statt. Jeder Körper, jedes Organ und jede Materie weisen dabei eine ganz typische, ihnen eigene Frequenz auf. Je geringer die Schwingungsrate, desto fester ist die Materie, die wir sehen. Es klingt unglaublich: Der Stuhl oder auch der Berg, alles, was wir als statisch und fest wahrnehmen, ist nur eine Illusion.

Quantenphysiker haben letztendlich den Beweis angetreten, dass jedes Atom, jedes Molekül schwingt, jede einzelne Zelle. Der gesamte Mensch schwingt und reagiert auf Schwingung. Da das Universum, einfach alles, aus Schwingung=Information besteht, ist es nur logisch, dass wir in jeder Sekunde, ohne Ausnahme, Schwingungen aussenden und auch empfangen.

Johannes Kepler, ein großer Mathematiker und Naturwissenschaftler, lebte von 1571 - 1630. Er lehrte in der hermetischen Tradition, die sein Weltbild begründete und er entdeckte die mathematischen Gesetze, denen die Planetenbewegungen zugrunde liegen. Platon und Pythagoras (Harmonien im All) inspirierten ihn sehr stark. Die sieben kosmischen Prinzipien des Hermes Trismegistos, vor allem das sechste "Prinzip des Rhythmus - Schwingung" beeinflussten ihn maßgeblich.

Wissenschaftler haben entdeckt und bestätigt, das unser Gehirn ständig elektrische Ströme produziert. Durch die unterschiedlichen Frequenzen, die in einzelnen Teilen des Gehirns entstehen, baut sich ein elektro-magnetisches Feld auf. Dieses ist messbar. Und es wurde auch festgestellt, dass jeder Organismus, auch die kleinste Zelle, auf Frequenzen reagieren, die von außen kommen.

Je nach dem, ob unsere Gedanken und Gefühle positiv oder negativ sind, ändern sich sofort die Frequenzen im Körper, bis in die letzte Zelle. Ein wunderbares Beispiel für heilende Frequenzen geben uns die Katzen. Die kleinen, die unser Leben teilen und bereichern und auch die großen Wildkatzen. Zum Schmusen aufgelegt schnurren sie wie die Weltmeister. Aber sie schnurren auch, wenn sie gesundheitliche Probleme haben. Amerikanische und britische Forscher haben herausgefunden, dass sie dies in bestimmten Frequenzen, 25-44 Hz, tun. Diese haben eine heilende Wirkung, nicht nur auf die Katzen selbst, sondern auch auf den Menschen.

Die NASA nutzt dieses Wissen und hat Vibrationsgeräte für ihre Astronauten entwickelt. Während der monatelangen Aufenthalte im Weltraum kommt es durch die Schwerelosigkeit bei den Besatzungen der Raumstationen zu einem Abbau von Muskulatur und Knochensubstanz. Mit diesen Geräten kann dem gezielt entgegen gewirkt werden.

Die Solfeggio Frequenzen, eine 6-Ton Leiter, wurden unter anderem für die gregorianischen Gesänge im frühen Mittelalter verwendet. Der Name Solfeggio lässt sich aus den italienischen Silben Sol und Fa (Notennamen) herleiten. Diese Frequenzen sollen eine heilsame Wirkung besitzen und wer schon einmal den Gregorianischen Gesängen gelauscht hat, wird ein wohltuendes Gefühl empfunden haben.

Die richtigen Frequenzen/ Schwingungen/ Informationen verändern unsere Gefühle, unsere Ausstrahlung, unser Energiefeld. Dadurch wiederum ändern sich unser Körper (unsere Gesundheit), unser Umfeld und, unsere Lebensumstände.

Bisher ist man davon ausgegangen, dass unsere Erbanlagen, also die DNS, mit denen wir geboren werden, unabänderlich festliegen. Aber dem ist nicht so. Wir **können** unsere Gene beeinflussen. Natürlich funktioniert das nicht immer sofort und radikal, aber es ist möglich.

Gerhard H. Eggetsberger hat eine Frequenz-Apotheke entwickelt und für verschiedene Zwecke zusammengestellt.

In diesen MP3-Dateien, die man sich nach der Bezahlung herunterladen oder in CD-Form bestellen kann, stecken 30 Jahre intensiver Forschungsarbeit.

EFT - eine Lösung für viele Probleme

Emotional Freedom Techniques® - Leicht zu erlernen und erstaunlich wirkungsvoll

Der Amerikaner Gary Craig hat die Emotional Freedom Techniques® ,kurz EFT genannt, Anfang der 90iger Jahre entwickelt, nachdem er eine Ausbildung bei dem Arzt Roger Callahan absolviert hatte. Nach dem Ende der Ausbildung begann er, die Methode, die er bei Callahan erlernt hatte, zu vereinfachen. Er reduzierte sie auf das Wesentliche und begann, seine von ihm als EFT bezeichnete Version, bekannt und möglichst vielen Menschen zugänglich zu machen.

Genau wie bei der klassischen Akupunktur- oder Pressur, bildet das Meridian-System des Menschen und auch der Säugetiere die Grundlage für die Behandlung. Bestimmte Punkte auf den Meridianen (Energieleitungen) werden stimuliert und dadurch das gestörte energetische Gleichgewicht wieder hergestellt. Die Akupunktur ist ein Teilgebiet der "Traditionellen chinesischen Medizin". Gary Craig hat das Jahrtausende alte Wissen der Chinesen mit Elementen aus der Kinesiologie und dem Neurolinguistischen Programmieren, kurz NLP, verfeinert.

Mit EFT müssen Sie nicht auf die Suche nach den Ursachen gehen, Medikamente sind für die Anwendung nicht nötig (natürlich außer denen, die Ihnen Ihr Arzt evtl. verordnet hat, die müssen Sie auf jeden Fall weiter nehmen). Um die Folgen traumatischer Erlebnisse zu bearbeiten, müssen diese nicht noch einmal durchlebt werden, wie zum Beispiel in der klassischen Psychotherapie. EFT wirkt manchmal in Minuten, Besserungen werden sehr schnell und oft dauerhaft erzielt.

Für Menschen, die sich endlich von der Nikotin-Sucht befreien wollen, kann diese Technik sehr hilfreich sein und bei der Entwöhnung wirkungsvoll unterstützen.

Kurzum, eine auch für Kinder leicht erlernbare, schnell anwendbare Selbsthilfe-Technik. In alltäglichen Situationen können Sie sich und auch anderen Personen schnell helfen. Lebensbedrohliche Zustände und ernsthafte Erkrankungen gehören selbstverständlich in die Hände eines Arztes.

Aber Achtung, auch wenn die Methode kinderleicht zu erlernen und einfach

in der Anwendung ist, können sich doch aus der jeweils bearbeiteten "Störung" Situationen ergeben, die in die Hände entsprechend ausgebildeter Therapeuten gehören. EFT ist zwar eine sanfte Möglichkeit, die aber durchaus heftige Reaktionen hervorrufen kann - aber nicht muss.

Der beste Weg, EFT kennenzulernen ist, sich das kostenlose Handbuch von Gary Craig in deutscher Sprache aus dem Internet herunterzuladen, es zu lesen und einfach mal auszuprobieren.

Magnetismus

Schon Schamanen und Heiler machten sich die augenscheinliche Wirkung des magnetischen Gesteins zu Nutze. Und auch im antiken China und Ägypten benutzte man natürliche Magnete zur Heilung von Krankheiten. Wobei in der Traditionellen chinesischen Medizin die Magnete vielfach im Einklang mit der sogenannten "Organuhr" eingesetzt wurden. Darunter muss man sich ein Zifferblatt vorstellen, auf dem die Stunden eingetragen sind und für jeweils eine Stunde ein bestimmtes Organ oder System. So kann man zum Beispiel sehen, wann das Herz seine Aktivzeit hat, oder Leber und Galle, usw. Wenn jemand Leberbeschwerden hatte, bewirkte ein Magnet, aufgelegt zur richtigen Zeit, wesentlich mehr.

Im Zweistromland zwischen Euphrat und Tigris hat man Keilschriften gefunden, die eine Nutzung von Magneten in der Medizin beurkunden. Ibn Sina, besser bekannt als Avicenna, lebte von 980 -1037 und war bereits als 16jähriger ein gefragter persischer Arzt. Er arbeitete ebenfalls mit Magneten.

Von Kleopatra wissen wir, dass sie fast ständig ein magnetisches Stirnband getragen haben soll als Hilfe gegen ihre Kopfschmerzen. Auch Hippokrates, einer der Ur-Väter der ganzheitlichen Medizin und der bekannteste Arzt der Antike, benutzte Magnete, das war um 600 v. Chr. In der indischen Heilkunst, dem Ayurveda, wurden Magnete unter Anderem zum Entfernen von Pfeilspitzen eingesetzt. Und auch heute noch werden Granatsplitter oder Kugeln aus den Körpern von Verletzten mit magnetischer Hilfe entfernt.

Wie Paracelsus war auch der Arzt Franz Anton Mesmer 1734-1815 fest davon überzeugt, dass Körper, egal ob der menschliche oder der aus toter Materie, sich gegenseitig beeinflussen, so wie ein Magnet auf Eisen wirkt. Und sie erkannten den Zusammenhang zwischen der magnetischen Kraft und der Gesundheit. Kam es zu Störungen des menschlichen Magnetfeldes, wurde der Mensch krank. Also mussten zwangsläufig Magnete eingesetzt werden um den Kranken wieder gesunden zu lassen.

Alexander von Humboldt führte systematische, geomagnetische Messungen im preußischen Bergbau durch. Wichtig war auch die Entdeckung des

Heilmagnetismus von grünem Serpentin-Gestein, dass er im Fichtelgebirge entdeckte. Diese Anomalie der durch Blitzschläge herbeigeführten oberflächliche Magnetisierung von Serpentiniten war für ihn sehr interessant und führte dazu, dass er auch auf seinen weltweiten Forschungsreisen weitere Messungen durchführte.

Im Jahr 1954 erhielt Linus Pauling, auch als "Vitaminpapst" und Verfechter der Orthomolekular Medizin bekannt, den Nobelpreis für Chemie. Er entdeckte die magnetischen Eigenschaften des Blutes. Seine pazifistische Einstellung brachte ihm 1962 den Friedensnobelpreis ein. Er teilte seine Einstellung übrigens mit seinem Freund Albert Einstein. In 1994 verstarb er im gesegneten Alter von 93 Jahren.

Magnetismus und Schulmedizin

Führende Urologen sind von der Wirksamkeit der Magnetstimulationstherapie überzeugt.

Eindeutige Studien belegen, dass eine Behandlung von Blasen - und Stuhlinkontinenz,

die vollkommen schmerzfrei und unkompliziert ist, bis zu 70% von Erfolg gekrönt ist.

Die Magnetfeldtherapie wird zum Beispiel bei Knochenbrüchen eingesetzt, da sie die Knochenheilung günstig beeinflusst. Auch bei Durchblutungsstörungen, Allergien, Tinnitus, Infektionen, Diabetes mellitus, Arthrose und Arthritis und zur Schmerzbekämpfung wird sie erfolgreich eingesetzt. Die vollständige Liste der Einsatzmöglichkeiten ist lang.

In den USA wurde die Magnetfeldtherapie 1998 offiziell zugelassen und wird dort von vielen Krankenversicherern übernommen. Deutsche Kassen zahlen in der Regel nicht. Gerade in Europa werden alternative Heilmethoden in einigen Ländern nicht anerkannt, dies zugunsten der "allmächtigen" Pharma-Lobby.

Es gibt keine bekannten Nebenwirkungen. Einzig Menschen mit einem Herzschrittmacher oder Ähnlichem dürfen sich auf keinen Fall einer Behandlung mit Magneten unterziehen.

Natürlich können all diese Anwendungsmöglichkeiten keinen Arztbesuch ersetzen; aber nach Absprache mit dem behandelnden Arzt dessen Behandlung sinnvoll ergänzen.

Magnete und Wellness

Magnetismus ist ein grundsätzliches Prinzip unseres Lebens. Wir begegnen ihm in unserem eigenen Körper, vom kleinsten Atom, über Moleküle, Zellen, Organe, bis zum gesamten Körper. Wir sind eingebettet in die Magnetfelder der Erde und des gesamten Universums. Ein ausgeglichenes Magnetfeld ist wichtig für unsere Gesundheit und unser Wohlbefinden.

Das natürliche Erdmagnetfeld ist sehr schwach, es hat nur eine Stärke von 0,5 Gauß. Dennoch ist es von essentieller Wichtigkeit für das Wohlergehen der Menschen, Tiere und der Pflanzen.

Die Stärke dieses Magnetfeldes variiert mit dem Breitengrad. Am Äquator ist es schwächer mit nur 0,3 Gauß, an den beiden Polen liegt es bei 0,7 Gauß. In Europa liegt die durchschnittliche Stärke bei 0,5 Gauß.

Dann gibt es noch das Phänomen der sogenannten "Kraftplätze", interessant ist in diesem Zusammenhang, dass die Menschen seit jeher diese Plätze ganz bewusst genutzt, und ihre Sakralbauten dort errichtet haben. Auch natürliche Gegebenheiten, wie z.B. besondere Bäume, Felsformationen, Grotten usw. wurden ganz gezielt aufgesucht.

In der heutigen Zeit ist es leider so, dass wir uns systematisch, aber meist unbewusst dieser

Energie entziehen. Durch die modernen Stahlbetonbauten, betonierte Straßen und Plätze und durch Stahlkonstruktionen. Dazu kommen noch einige andere Faktoren, wie zum Beispiel eine Verringerung des Sauerstoffanteils unserer Atemluft.

In Japan, dem Land mit der wahrscheinlich größten Anzahl von Anwendern der Magnettherapie, wird vom Japanischen Gesundheitsministerium eine Stärke der Magnete von mindestens 500 Gauß empfohlen.

Die Lachtherapie: Heute schon gelacht???

Der amerikanische Autor Wissenschaftsjournalist Norman Cousins gilt als Erfinder der Lachtherapie. In den frühen 70er Jahren erkrankte er sehr schwer an einer chronischen Entzündung der Wirbelsäule. Diese spezielle Form der Arthritis bedeutete für ihn nicht nur extreme Schmerzen sondern auch einen tödlichen Verlauf.

Als Wissenschaftsjournalist kannte er Berichte über die direkten Auswirkungen eines negativen Gemütszustandes auf den gesamten Menschen. Daraus schloss er, dass es auch möglich sein müsste, den Körper positiv zu beeinflussen.

Auch die Psychoneuroimmunulogie beschäftigt sich mit der Wechselwirkung von Psyche und Körper, wie Gedanken und Gefühle die Ausschüttung von Hormonen und anderen Botenstoffen und somit auch das Immunsystem beeinflussen. Der "innere Arzt" kann ganz bewusst aktiviert werden und dem Menschen so bei der Bewältigung von Krankheiten helfen. Und das selbst bei schwersten und lebensbedrohlichen Erkrankungen. Der Körper ist ein sehr komplexes System und nicht nur eine simple "Maschine", die mal eben kurz repariert werden kann.

Er entwickelte eine regelrechte Lachtherapie...............und lachte sich gesund. Er sah sich jeden lustigen Film an, ließ sich Witze und lustige Geschichten erzählen oder vorlesen, und das kontinuierlich, Tag für Tag. Irgendwann fiel ihm auf, dass er nach minutenlangem Lachen wesentlich weniger Schmerzen hatte und sogar etwas schlafen konnte. Bei regelmäßig durchgeführten Tests wurde festgestellt, dass dieses subjektive Empfinden seinen objektiven Niederschlag in besagten Tests fand. Die Entzündungen gingen tatsächlich messbar zurück.

Die heutige Lachforschung (Gelotologie) hat auch eine Erklärung dafür gefunden. Durch das Lachen werden die körpereigene Hormone (Adrenalin und Noradrenalin) ausgeschüttet. Sie wirken entzündungshemmend und reduzieren folgerichtig die Schmerzen, die durch die Entzündung entstehen.

Im Jahr 1990 wurde er mit dem Albert Schweitzer Preis ausgezeichnet, leider verstarb er auch etwas später in diesem Jahr. Er starb allerdings an Herzversagen. Seine tödliche Wirbelsäulenerkrankung hatte er um 26 Jahre überlebt.

In seiner Autobiografie „Der Arzt in uns selbst“ (Anatomy of an Illness as Perceived by the Patient) beschreibt er die von ihm erfundene Lachtherapie, mit der er seine Krankheit besiegte.

Lachyoga

Der indische Arzt Dr. Madan Kataria entwickelte die Idee des Lachyoga erst 1995. Da war der Erfinder der Lachtherapie, Norman Cousins, schon fünf Jahre tot. Aber besser spät als nie. Dr. Kataria setzte damit ein weltweites Phänomen in Gang, dass überall großen Anklang fand, denn eines ist allen Menschen gemein, das Lachen. Auch wenn dem einen oder anderen nicht immer nach Lachen zumute ist.

Zitat Madan Kataria: "Wir lachen nicht, weil wir glücklich sind – wir sind glücklich, weil wir lachen!“

Bis heute sind viele Lachklubs rund um die Welt entstanden und es gibt sogar einen Weltlachtag. Mittlerweile haben die modernen Lachforscher (Gelotologen) bestätigt, was schon die alten Inder wussten, Lachen ist und macht gesund !

Natürlich gibt es auch in Deutschland Lachclubs. Lachlernwillige können in Seminaren das richtige Lachen erlernen, obwohl ja eigentlich jeder Mensch das Lachen naturgemäß beherrscht. Gemeinsames Lachen macht eben noch viel mehr Spaß und die entstehende Gruppendynamik potenziert die Wirkung zusätzlich.

Lachen macht gesund, glücklich und schön, das gilt als erwiesen. Warum sollte man diesen Gesund- und Jungbrunnen nicht nutzen? Er steht uns immer zur Verfügung und kostet nichts. Außerdem haben Menschen, die gern und viel lachen einfach eine tolle Ausstrahlung.

Die Löwen-Übung

Diese Übung ist wohl eine der lustigsten, aber auch eine, die erstmal etwas Überwindung fordert. Keiner mag das Gefühl, sich lächerlich zu machen. Dafür gibt es aber einige positive Effekte als Belohnung. In der Gruppe geübt, bewirkt sie ein regelrechtes Lachgewitter.

Stellen Sie sich vor, ein Löwe zu sein und machen Sie ein entsprechendes Gesicht. Nun Augen und Mund weit aufreißen, Zunge so weit es geht herausstrecken und die Pranken zeigen. Und dann fangen Sie an, zu lachen, ganz tief aus den Fußsohlen aufsteigen lassen. So wird die Durchblutung von Bauchraum, Hals und Kopf gestärkt. Das hat Auswirkungen auf alles, was sich in dieser Region befindet. Alle Gesichtsmuskeln werden gedehnt und entkrampft und die wichtige Schilddrüse wird stimulert und auch der Kehlkopf und die Stimmbänder profitieren davon. Letztendlich verursacht jedes (herzhafte) Lachen eine grundsätzlich bessere Durchblutung des ganzen Körpers. Durch die veränderte Atmung kommt mehr Sauerstoff ins Blut, alle Organe arbeiten besser, Drüsen werden angeregt, Hormone ausgeschüttet, die wiederum dafür sorgen, dass wir weniger Schmerzen verspüren. Entzündungsvorgänge gehen zurück und Stress wird abgebaut. Der gesamte Stoffwechsel profitiert davon, Herz und Kreislauf arbeiten besser, die Atmung wird allgemein tiefer, das Gehirn kann besser arbeiten, was wiederum die Kreativität und Denkprozesse fördert und das Immunsystem wird gestärkt. Alle diese positiven Prozesse ziehen kaskadenartig durch Aktion und Reaktion weitere gute Auswirkungen nach sich. Sehr bemerkenswert ist, dass auch das "erzwungene, nicht echte Lachen" schon positive Folgen zeigt.

Vorsicht: Es gibt einige Krankheiten bei denen auf Lachyoga verzichtet werden sollte, wie z.B. Angina Pectoris, Bandscheibenvorfall, Glaukom, ebenso wie bei akuten Atemwegserkrankungen und Virusinfektionen. Borderline- und bipolare Störungen sowie Schizophrenie sind ebenfalls Kontraindikationen.

Herz-Intelligenz - Jeder hat sie und jeder kann sie wiederentdecken

Jahrtausende lang wurde das Herz als der Sitz der Gefühle angesehen. Das wurde anders durch unser mechanistisches Weltbild und erst in der heutigen Zeit ändert sich das wieder.

Fest steht mittlerweile, dass unser Herz viel mehr ist, als nur ein pumpender

Muskel, der dafür sorgt, dass das Blut durch den Körper transportiert wird. Es produziert eine elektrische Leistung von ca. 2,5 Watt. Die elektrische Energie, die es uns zur Verfügung stellt, ist um 40 - 60 Mal höher als die Kapazität, die uns unser Gehirn zur Verfügung stellt. Das Energiefeld, das dabei erzeugt wird, kann mehrere Meter Durchmesser haben. Und das ist spürbar. Es gibt Menschen, in deren Nähe sich jeder gerne aufhält, genauso gibt es welche, bei denen wir lieber auf Abstand gehen.

Das amerikanische HeartMath® Institut, kurz IHM genannt, hat es sich zur Aufgabe gemacht, das unglaublich große Potential, das das Herz dem Menschen zur Verfügung stellt, zu erforschen. So fand man unter anderem heraus, dass im Herzen ca. 40 000 Gehirnzellen zu finden sind. Ausgiebig untersucht werden auch die Zusammenhänge zwischen Herz, Gehirn und den beiden Nervensystemen (Zentrales und Vegetatives) des Körpers. So weiß man jetzt, das Gehirn und Herz permanent miteinander interagieren, ebenso gibt es einen ständigen Dialog mit jeder einzelnen Zelle unseres Körpers. Jede körperliche Betätigung, jeder Gedanke, jedes Gefühl und jede Sinneswahrnehmung ziehen Reaktionen nach sich, auf die wiederum reagiert wird. Der menschliche Körper ist wirklich ein Wunderwerk.

Von Doc Childre, dem Gründer des IHM, sind mehrere Bücher in deutsch und englisch erschienen u. a. "Die Herzintelligenz entdecken" , die Bücher finden Sie bei allen gängigen Online-Anbietern und natürlich im Buchhandel.

Hilfe................Rückenschmerzen !!!

Durch die Polyarthritis, chronische Muskelverspannungen, Fibromyalgie und Cortison-bedingte Osteoporose habe ich eigentlich permanent Rückenschmerzen. Da ich sehr viel Zeit vor dem PC verbringe, wird meine Rückseite sehr stark beansprucht. Ohne Schmerzmittel geht gar nichts. An manchen Tagen ist es besonders schlimm. Weder sitzen, liegen oder stehen bringt etwas.

Da mich das ziemlich nervt, habe ich vor einigen Monaten begonnen, regelmäßig jeden Morgen im Bett (wesentlich bequemer) einige Übungen zu machen. Diese führe ich langsam und ruhig aus. Ich muss wegen meiner kaputten Gelenke aufpassen. Also vorsichtig, aber regelmäßig.

Tagsüber wechsele ich häufiger die Position am Schreibtisch, recke die Arme nach oben, neige mich mehrmals seitlich, drehe meinen Kopf nach links und rechts, beuge ihn auf die Brust (das zieht, tut aber gut), stehe zwischendurch auf und mache die Übungen im Stehen. Wichtig ist, alle Übungen langsam zu machen, dann wirken sie nicht nur auf den Körper sondern auch noch beruhigend und entspannend. Und Sie können keinen Schaden anrichten wenn die Übungen mit Bedacht ausgeführt werden. Leicht ziehen darf es, aber keinesfalls schmerzen. Seien Sie immer gut zu sich.

Noch einmal: Egal, was Sie tun, das oberste Gebot lautet: Sie müssen sich in jeder Minute wohlfühlen !!!

Der Punkt ist, die Muskeln sanft zu dehnen. So wird der Körper geschmeidiger. Ebenfalls bedeutend, sehr bedeutend sogar, ist es, die gesamte Muskulatur zu kräftigen. Ich habe das monatelang vernachlässigt, mit dem Resultat, dass ich eines Tages nur noch mit Mühe wieder aus der Badewanne aussteigen konnte. Dadurch, dass Muskeln sich abbauen, wenn sie nicht genutzt werden, musste ich meine Gelenke sehr belasten, um mich aus dem Sitzen hoch zu stemmen. Meine liebe Güte, das passiert mir nicht noch mal, ich hab' keine Lust, in meiner Badewanne zu "verhungern".

Durch meine Schonhaltungen und verminderte Bewegungen hatte ich das selbst verursacht. So zimmert man sich sein "Gefängnis". Obwohl ich die Übungen regelmäßig mache, habe ich oft schon nach ein paar Minuten das Gefühl, mein Oberkörper ist in einen starren Panzer gezwängt, fühlt sich gar nicht nett an..................Aber auch das bessert sich langsam.

Egal, welche Gesundheitsstörungen man auch hat, Bewegung hilft, beweglich zu bleiben und durch den Muskelaufbau die Gelenke zu schonen. Es spielt keine Rolle, welche Übungen Sie machen. Einige habe ich aus dem Internet, andere kenne ich schon seit ewigen Zeiten. Am schönsten aber ist es, sich intuitiv zu bewegen. Der Körper weiß, was uns guttut.

Im Gehen die Arme hoch und runter strecken, sich in den Hüften wiegen, ein paar Tanzbewegungen machen, sich recken und strecken, was auch immer Ihnen einfällt. Das sieht vielleicht nicht immer elegant aus, aber es tut unwahrscheinlich gut und hilft !!!

Wenn es Ihnen nicht möglich ist, die eine oder andere Übung durchzuführen, weichen Sie auf die aus, die den selben Zweck verfolgen und für Sie machbar sind, oder wandeln Sie sie einfach ab. Es spielt übrigens keine Rolle, wie alt und krankheitsbedingt eingeschränkt Sie sind. Üben Sie, so gut es eben geht, nur kein falscher Ehrgeiz. Wenn Sie konsequent sind, werden Sie schon nach relativ kurzer Zeit (1-2 Wochen) mit einem verbesserten Lebens- und Wohlgefühl und mehr Beweglichkeit belohnt.

Also, was spricht dagegen, sich selbst etwas Gutes zu tun ? Ihr "innerer Schweinehund" ? Nun, der lässt sich austricksen, nehmen Sie sich vor, eine Übung konsequent drei bis 4 Wochen durchzuziehen. Spätestens dann haben Sie Ihrem normalen Tagesablauf erfolgreich eine neue Gewohnheit hinzugefügt. Etwas Disziplin ist also gefragt. Je nachdem, wie groß der "Leidens-Druck" ist, z. B. durch unerträgliche Rückenschmerzen, ist, werden Sie gerne und motiviert etwas dagegen tun.

Muskeln aufbauen

Muskeln, die nicht benutzt werden, bauen sich ab. Wir brauchen unsere Muskeln aber, um uns bewegen zu können. Und noch ein Aspekt ist wichtig: Wer mehr Fett abbauen will, braucht ebenfalls Muskeln, denn sie verbrauchen mehr Energie.

Einfache, regelmäßige (am besten tägliche) Übungen helfen beim Muskelaufbau. Was benutzt wird, wird stärker. Anspannen und entspannen sind die Zauberworte. Es gibt Experten, die der Meinung sind, dass die Muskeln sich nur aufbauen, wenn die Ernährung entsprechend ist. Ich habe die Erfahrung gemacht, dass ich mit meiner ganz "normalen" Ernährung und regelmäßigem "Training" meine Muskulatur sehr gut kräftigen kann. Mir geht es nicht darum, "Mucki-Pakete" aufzubauen. Ich möchte nur mein Gewicht (Cortison-bedingt) reduzieren, beweglich bleiben und mich gut dabei fühlen.

Ohne Cortison würde ich schon lange im Rollstuhl sitzen. Auch, wenn es so einige Nebenwirkungen hat, hat es mir sehr dabei geholfen, immer noch auf meinen eigenen Füßen stehen und gehen zu können und ebenfalls meinen kleinen Haushalt zu versorgen. Für größere Strecken und zum Einkaufen nehme ich das Auto und die Hausarbeit teile ich mir ein.

Nun aber wieder zurück zu den Muskeln. Gezielt bestimmte Muskel anzuspannen, die Spannung ein paar Sekunden halten und dann loszulassen, kräftigt sie. Entweder geht man die Muskulatur der Reihe nach durch, oder man sucht sich diejenigen aus, deren Aufbau besonders wünschenswert oder wichtig ist. Das kennen wir ja alle, Bauch, Beine, Po gehören zu den am meisten trainierten Zonen des Körpers. Es gibt auch noch einen zusätzlichen Effekt, das Training wirkt sehr entspannend, auf Körper und Geist. Die Progressive Muskelentspannung nach Jacobson macht sich diesen Effekt zunutze, z.B. um abends gut einschlafen zu können, oder einfach nur, um Stress abzubauen.

Das Muskeltraining braucht keine Vorbereitungen und keine Geräte (es geht auch ohne). Sie können es im Sitzen, liegend oder stehend ausführen. Liegen und sitzen, ebenso wie Übungen im Wasser sind besonders Gelenk-schonend. Außerdem können sie es überall tun, andere Menschen werden es bei den meisten An- und Entspannungsübungen nicht einmal bemerken und sie sind schnell gemacht. Während Sie sitzend oder stehend irgendwo warten, während Sie im Stau stehen, am Schreibtisch sitzen, beim Bügeln oder Kochen, morgens und abends im Bett oder was und wo auch immer.

Der indischstämmige Arzt, Dr. Depak Chopra, lebt seit vielen Jahren in den USA. Er vereint in sich das Wissen der westlichen Medizin und des indischen Ayurvedas. Seine zahlreichen Bücher wurden in viele Sprachen übersetzt und werden weltweit gelesen. Durch eines seiner Buch habe ich vor etlichen Jahren erstmals die Beckenbodenübungen für mich entdeckt und diese auch viele Jahre praktiziert, es aber in den letzten Jahren arg schleifen lassen.

Als ich im Rahmen meiner Recherchen im Internet auf die Seiten von G. H.

Eggetsberger stieß, war ich regelrecht begeistert und habe mir das kostenlose Buch direkt heruntergeladen (und viele weitere). Hier waren sie wieder, die Übungen, allerdings in einem etwas weiter gefassten Kontext und ausführlich untersucht. Der Autor hat die Gabe, wertvolles Wissen so aufzubereiten, dass es auch der medizinische Laie versteht. Seine Bücher sind in einem ansprechenden Stil verfasst und überhaupt nicht trocken.

Der studierte Biochemiker leitet heute das "International-PcE-Network (IPN) Forschungslabor). Eggetsberger hat das Beckenbodentraining (Pc-Muskel-Training) über viele Jahre hinweg entwickelt und die Wirkungen, die es auf den Menschen hat, akribisch untersucht und gemessen mit einem von ihm entwickelten Gerät. Um die Übungen zu machen und von ihnen zu profitieren ist das Gerät aber nicht nötig. Wichtig wird es dann, wenn die Wirkung nachgewiesen werden soll und zu Kontrollzwecken.

Was genau verbirgt sich hinter dem PcE-Training und was bedeutet PcE?

PcE steht für den Pubococcygeus Muskel, er liegt im unteren Beckenbereich. Ein kräftiger Pc-Muskel hält die Unterleibsorgane an Ort und Stelle. Jeder Mensch nutzt ihn, z.B. um das Urinieren zu unterbrechen. Aber er kann eben noch weitaus mehr.

Er hilft uns dabei, unsere Lebens- und Sexualenergie zu erwecken und zu steigern. Im Ayurveda (indisches Heilsystem) wird diese Energie Kundalini genannt, bei den Chinesen Chi. Die Kundalini Energie zu aktivieren war schon immer die Intention der Yoga-Praktizierenden. Aber das, was nur durch intensive Meditation über Jahre hinweg zu erlangen war, ist viel einfacher zu erreichen, verblüffend einfach sogar.

Durch das konsequente PcE- Training kann jeder Mensch in den Genuss dieser Energie kommen. Das der Beckenboden gekräftigt wird, ist dabei nur ein Aspekt einer ganzen Reihe positiver Auswirkungen. Das Gehirn wird durch die vermehrte Energiezufuhr leistungsstärker, der Mensch vitaler, die Konzentration verbessert sich, die Kreativität nimmt zu, ebenso Lebensfreude und Gesundheit. Auch tritt ein verjüngender Effekt ein, das Sexualleben verbessert sich und das Schlafbedürfnis nimmt ab.

Neben der eigentlichen Pc-Muskelübung bietet Eggetsberger ergänzend die Runen Übungen an. Diese unterstützen die positiven Auswirkungen und verstärken sie. Sie sind einfach und schnell durchzuführen und erfordern kein besonderes turnerisches Geschick.

Bluthochdruck

Ein unkonventionelles Duo unterstützt die schulmedizinische, medikamentöse Therapie. Aber Vorsicht: keine eigenmächtigen Aktionen starten. Der behandelnde Arzt muss das ganze "Unternehmen" überwachen, denn nur er kann entscheiden, ob und in welcher Form ein langsames Ausschleichen oder zumindest eine Verringerung der Dosis erfolgen kann. Dass das möglich ist, haben zahlreiche wissenschaftliche Studien eindeutig belegt.

Herz- und Kreislauferkrankungen, insbesondere der Bluthochdruck, enden nach wie vor all zu oft tödlich in den westlichen Ländern. Wobei er nicht einmal selbst die Todesursache sein muss, denn er zieht einen langen Rattenschwanz an Folgererkrankungen, wie z. B. Nierenversagen, Erblindung oder Alzheimer, hinter sich her. Dass Schlaganfälle und Herzinfarkte folgen können, dürfte hinlänglich bekannt sein. Auch hat eine großangelegte Studie gezeigt, dass bei Hypertonikern eine erhöhte Krebsgefahr gegeben ist.

Die üblichen Medikamente zur Blutdrucksenkung (z.B. Betablocker) haben massive Nebenwirkungen, und so dreht sich die unheilvolle Spirale der Erkrankungen immer weiter. Natürlich hilft auch ausreichend Bewegung, und Entspannungstechniken bewirken eine Stressreduzierung und Stress gehört nunmal zu den maßgeblichen Faktoren für den Bluthochdruck. Allerdings gibt es noch eine zusätzliche Möglichkeit, regulierend in das Geschehen einzugreifen. Mit einem fantastischen Duo kann dies gelingen.

Heilpilze und Lachen, nicht mehr, aber auch nicht weniger, helfen, den Blutdruck zu regulieren und behutsam in die Richtung der Normalwerte zu leiten. Diese Therapie hat keine negativen Nebenwirkungen, aber jede Menge weiterer, positiver Effekte. Heilpilze wirken immer adaptogen, d. h., dass sie sich in ihrer Wirkung den Gegebenheiten anpassen und nach Bedarf regeln.

Shiitake, Maitake, Reishi, Hericium, Pleurotum, ABM-Extrakt und Auricularia, können den Blutdruck günstig beeinflussen, wobei nicht alle Pilze gleichzeitg zum Einsatz kommen müssen. Je nach dem wie, und mit welchen Begleiterscheinungen der Bluthochdruck beim Patienten auftritt, werden entsprechend die richtigen Pilze ausgewählt.

Sind die Blutfettwerte erhöht oder ein Diabetes liegt vor, wäre der Maitake die erste Wahl. Dieser Pilz sorgt auch dafür, dass nicht mehr soviel Fett in den Körperzellen eingelagert wird (z.B. Leber). Außerdem reguliert er den Blutzucker. Wird er kontinuierlich über einige Monate verzehrt, senkt er das Gesamtcholesterin. Dies wiederum verringert die Schäden in den Gefäßen und der Blutdruck sinkt ab.

Hat sich bereits zum zu hohen Blutdruck eine Arteriosklerose der Gefäße etabliert, hilft der Shiitake. Dieser Pilz vernichtet freie Radikale und packt damit das Übel an der Wurzel. Genialerweise reguliert er auch noch den Gesamtcholesterinspiegel, indem er ihn senkt und gleichzeitig das sogenannte "gute" HDL erhöht.

Der Reishi sollte eigentlich immer mit von der Partie sein. Er erhöht u. A. die Sauerstoffsättigung des Blutes erheblich und sorgt so dafür, dass das Herz verstärkt mit Sauerstoff versorgt wird und wesentlich effektiver arbeiten kann. Dadurch verringern sich Beschwerden, wie z. B. Herzschmerzen und Herzrythmusstörungen.

Nun zum anderen Partner dieses hilfreichen Duos, dem Lachen

Auf dem diesjährigen Europäischen Kardiologenkongress in Paris wurden die Ergebnisse einer US-Studie der University of Maryland bekannt gegeben. Dort wurden die Blutgefäße von Probanden unter dem Einfluss von lustigen und spannenden Filmen untersucht. Dabei ergaben sich eklatante Unterschiede des Gefäßdurchmessers von bis zu 50% mehr bei denjenigen, die sich eine Komödie angesehen hatten. Diese Ergebnisse zeigten den gleichen Nutzen, den entsprechende Körperübungen oder die Einnahme von Cholesterinsenkern hervorrufen würden.

Weitere Studien sollen folgen, um die genaueren Zusammenhänge zu erfassen. Fest steht aber jetzt schon, dass tägliches, herzhaftes Lachen nicht nur gut für das Immunssystem ist, sondern auch den Bluthochdruck positiv beeinflussen kann.

Heilpilze und Lachen = ein perfektes Gespann. Übrigens soll klassische Musik ebenfalls eine blutdrucksenkende Wirkung haben.

Das Myko Troph Institut für Ernährungs- und Pilzheilkunde beschäftigt sich seit vielen Jahren mit der Erforschung der Heilpilze. Hier bekommt man kostenlos unschätzbare Informationen:

Entgiften mit Bentonit

Einmal im Jahr sollte jeder Mensch eine Körperreinigung durchführen. Damit meine ich natürlich nicht baden oder duschen. Tagtäglich sind wir unzähligen Schadstoffen und Giften ausgesetzt, in unserer Nahrung, der Luft, die wir einatmen, Kosmetikartikel und wenn wir krank sind, auch durch die Medikamente, die wir nehmen müssen.

Irgendwann sind wir dann nur noch schlapp und ohne Energie, die Haut reagiert mit Pickeln oder Schlimmerem. Kurzum, wir fühlen uns bescheiden.

Eine hervorragende Möglichkeit seinem Körper zu helfen ist eine sogenannte Entgiftungskur. Dabei werden die Körperorgane wie z.B. Leber und Nieren angeregt und gestärkt, so dass sie die Schadstoffe besser ausscheiden können. Zuallerst sollte aber der Darm gründlich gereinigt werden, denn gerade dort können sich viele Schadstoffe festsetzen. Ebenso scheidet unser Körper Giftstoffe über die Haut aus.

Noch ein ganz wichtiger Hinweis: Wer aus medizinischen Gründen

Medikamente nehmen muss, sollte auf jeden Fall mit dem behandelnden Arzt sprechen.

Ich möchte in meinen folgenden Beiträgen verschiedene Wege (Mittel) der Entgiftung vorstellen und beginne mit Bentonit.

Bentonit ist eine ganz erstaunliche Heilerde, entstanden durch die Verwitterung von Vulkanasche und hervorragend geeignet für eine gründliche Darmreinigung und die Ausleitung über die Haut. Durch die körnige Struktur dieses speziellen Stoffes und die negativ geladene Oberfläche ist Bentonit fähig, große Mengen von Schadstoffen aufzunehmen, die dann vom Körper ausgeschieden werden können.

Das ist aber noch längst nicht alles. Bentonit entlastet Leber und Nieren, indem es Schwermetalle, Quecksilber und andere Schadstoffe aufnimmt, bevor sie ins Blut übergehen können. Außergewöhnlich ist die Wirkung bei radioaktiver Strahlung, denn diese besondere Substanz nimmt radioaktive Teilchen auf und entfernt sie aus dem Körper.

In Versuchen wurde festgestellt, dass die Mineralerde auch mit krankheitserregenden Bakterien wie z.B. Staphylokokken, kurzen Prozess macht. Innerhalb von 1,5 Stunden wurden die krankmachenden Keime um bis zu 90% vernichtet. Das ist schon sehr beeindruckend.

Heilpilze entgiften

Heilpilze helfen nicht nur bei verschiedenen Erkrankungen, sie sind auch wunderbar geeignet, den Körper zu entgiften. Auch hier gilt natürlich: viel trinken, damit die Schadstoffe ausgeschieden werden können.

Beiträge darüber, was mit Heilpilzen noch möglich ist und wo sie helfen, finden Sie in diesem Buch.

Auch auf den Internetseiten von Mykotroph gibt es viele Informationen, hier kann man auch kostenloses Infomaterial anfordern.

Entgiften, Entsäuern und Entschlacken mit basischer Ernährung

Die Übersäuerung unseres Körpers gehört mit zu den maßgeblichen Faktoren für die sogenannten Zivilisationskrankheiten. Dabei lässt sich ein basisches Körpermilieu relativ leicht erreichen.

Viele Nahrungsmittel sind basenbildend, wie z. B. Äpfel, Bananen, Orangen und Pampelmusen und noch viele Obstsorten mehr, ebenso wie die meisten Gemüsesorten. Auch die Auswahl an basischen Kräutern ist riesengroß. Einige Nüsse und Samen sowie viele Sprossen und Keimlinge.

Säurebildend sind z. B. Fleisch- und Wurstwaren, Milch und Milchprodukte, Getreide- und Getreideprodukte (auch Vollkornprodukte), Zucker, Fette und nicht kaltgepresste Pflanzenöle, leider auch Kaffee und Schwarztee sowie Alkoholische Getränke.

Alle diese säurebildenden Lebensmittel und Genussgifte müssen vom Körper neutralisiert und unschädlich gemacht werden. Die daraus entstehenden Abfallstoffe (Schlacken) lagern sich gerne im Bindegewebe ein. Eine kurmäßige Entschlackung sorgt dafür, dass der Körper sich erholt und die Organe wieder gut arbeiten können, außerdem verliert man auch noch ein paar Pfunde. Grundsätzlich sollte unsere Nahrung zu ca. 70-80% aus basischen Lebensmitteln, auch Getränke, bestehen, aber nicht mehr, denn wenn das Körpermilieu zu basisch ist, gibt es auch da gesundheitliche Probleme. Die goldene Mitte ist hier der richtige Weg: mehr basische Lebensmittel und weniger Säurebildner.

Um festzustellen, ob eine Übersäuerung des Körpers vorliegt, braucht man einen Teststreifen, der den ph-Wert einer Flüssigkeit (Urin) anzeigt. Idealerweise ist ein Wert zwischen 6,8 und 7,8 **also ca. 7,4,** anzustreben.

Neben der richtigen Ernährung bietet sich die Einnahme eines Basenpulvers an. Z. B. das Produkt "Sango Koralle", darin enthalten sind Magnesium und Calcium in körpergerechter Mischung und mit hoher Bioverfügbarkeit. Dadurch erhält der Körper alles, was er an diesen beiden Mineralstoffen braucht. Es gibt mehrere Hersteller, die Sango Koralle anbieten, einfach mal googeln. Auch basische Tees erfreuen sich großer Beliebtheit.

Bitterstoffe wirken ebenfalls entsäuernd. Ein gutes Beispiel dafür ist der Löwenzahn, entwerder in flüssiger Form oder zubereitet als Salat.

Wir können unserem Körper aber auch von außen helfen, z. B. mit basischen Bädern oder Teilbädern (über die Füße kann hervorragend entsäuert werden). Ein wunderbares Mittel dafür ist Backpulver (nur Natriumbikarbonat ohne weitere Zusätze) dieses kann man nicht nur innerlich anwenden, sondern auch in das Badewasser geben. Die Badedauer sollte bei ca. einer Stunde liegen, zwischendurch heißes Wasser zulaufen lassen, da eine Entsäuerung erst nach ca. 20 Minuten beginnt.

Überhaupt ist eine basische Körperpflege sehr zu empfehlen

Beim Händewaschen kann man auf eine basische Seife zurückgreifen,

Den bei vielen Herstellern zu Werbezwecken eingesetzte Begriff "Säureschutzmantel" ist Quatsch, es gibt keinen Säureschutzmantel, wohl aber eine Übersäuerung der Haut. Ein saurer Körper ist übrigens eine Einladung für Hautpilze, die sich gerne auf Haut und Schleimhäuten niederlassen und sehr hartnäckig sind.

Es gibt hervorragende basische Körperpflegeprodukte, wie z.B. Reinigungslotionen, Gesichtswässer, Peelings, Gesichtscremes, Cremes,

Körperlotionen und Pflegeöle.

Entgiften mit Schüssler Salzen

Die Nr. 8, **Natrium Chloratum (Kochsalz)**, Potenz D6, hilft nicht nur besonders gut bei bei der schwer behandelbaren Gürtelrose (feuchte Hautbläschen), sondern auch bei der Entgiftung des Körpers. Nehmen wir zuviel Natrium Chloratum zu uns, sorgt unsere Körperintelligenz dafür, dass wir vermehrt Durst haben und es so wieder aus geschwemmt wird.

Die Nr. 9, **Natrium Phosphoricum**, Potenz D6, wird überall im Körper gebraucht. Besonders bei Gicht ist es das Mittel der Wahl. Es hilft dabei, die schädliche Harnsäure in Harnstoff umzubauen, so dass die Gicht-Attacke abgemildert wird. Einen Versuch bei unreiner Haut, Akne oder Neurodermitis, ist es allemal wert. Ansonsten findet auch dieses Salz Verwendung

Die Nr. 10, **Natrium Sulfuricum** ist auch als Glaubersalz bekannt. In der Potenz D6 hilft es

dem Körper, giftige Stoffe und abgestorbene Zellen wieder loszuwerden. Immer dann, wenn zu viele schädliche Stoffe den Menschen belasten und dadurch Beschwerden verursachen kann es verwendet werden.

Dosierung: 3-6 Mal je 6-10 Tabletten im Mund zergehen lassen. Mit der niedrigsten Dosis beginnen und über die nächsten 2-3 Wochen langsam steigern. Ausreichend (tägl. 2,5 - 3,5 Liter Wasser und/oder Kräutertees) zu trinken ist immens wichtig, damit die Schadstoffe ausgeschieden werden können. Sollten Kopfschmerzen auftreten, die Dosierung etwas herunterschrauben und die Flüssigkeitsaufnahme etwas steigern.

Sind Nahrungsergänzungsmittel sinnvoll?

Viele Menschen nehmen sie, aber wann ist die Zufuhr der kleinen Helfer auch vertretbar und sogar zu empfehlen?

Selbst gesunde Menschen, die sich bewusst und mit möglichst naturbelassenen Nahrungsmitteln ernähren, können trotzdem einen leichten Mangel an Nährstoffen haben. Hier in Europa sind die Böden durch die extreme landwirtschaftliche Nutzung ausgelaugt. Das bedeutet, dass auch die auf ihnen angebauten Feldfrüchte nicht mehr den Nährstoffgehalt haben, wie es vielleicht noch vor hundert Jahren der Fall war.

Vitamin B12

Vegetarier und mehr noch die Veganer haben meist ein Defizit an B-Vitaminen, vor allem B12, das sie keine tierischen Produkte verzehren. Dass das Vitamin B12 in Sojaprodukten vorkommt, ist ein weit verbreiteteter Irrglauben. Diese sind sogenannte Analoge, das bedeutet, dass sie vom Körper nicht verstoffwechselt werden können. Bei vielen Menschen ist zusätzlich noch die Resorption im Darm gestört, meist sind die Darmwände verschlackt. Das kann aber durch entsprechende Maßnahmen behoben werden. Ebenso ist bekannt, dass bestimmte Medikamente die die Bildung von zuviel Magensäure verhindern, die Vitamin B12 Aufnahme verhindern. Ein Vitamin B12-Mangel kann schwerwiegende gesundheitliche Probleme nach sich ziehen, wie z.B. Anämie, Depressionen und Erkrankungen des Nervensystems (Psychosen).

Darum wird eine regelmäßige Zufuhr dieses Vitamins dringend angeraten. Es gibt z.B. Lutschtabl. mit Methylcobalamin. Oder Präparate mit dem gesamten Vitamin B-Komplex.

Folsäure - Erhöhter Bedarf bei Schwangeren und chronisch Kranken

Schwangere benötigen mehr Eisen, Folsäure und Jodid, wobei die Folsäure eine ganz entscheidende Rolle spielt, denn sie sorgt u. a. dafür, dass sich der Rücken des Ungeborenen schließt. Empfohlen wird eine Tagesdosis von 600 - 800 Mikrogramm, bis zur 12. Schwangerschaftswoche, ab dann reichen tägl. 400 Mikrogramm aus.

Bei kranken und besonders chronisch kranken Menschen besteht durch die Erkrankung selbst ein erhöhter Bedarf an Vitalstoffen. Chronisch Kranke, die täglich bestimmte Medikamente einnehmen müssen, haben durch diese ein erhebliches Defizit an essentiellen Nährstoffen. Zum Einen durch die Krankheit selbst und dann noch durch die Medikamte. Ein Beispiel ist das Chemotherapeutikum Methotrexat (MTX) es ist als Folsäurekiller bekannt.

Am besten helfen Vitamine, Spurenelemte und Mineralien in ihrer natürlichen Form, sie haben meist eine hohe Bioverfügbarkeit, d. h. sie können problemlos vom Körper verwendet werden. Außerdem wirken sie synergistisch. Andere, wie z.B. Flavonoide und Enzyme unterstützen die Aufnahme in den Körper.

Da ich Rheumatikerin (chronische Polyarthritis) bin, werde ich im Folgenden einige Nahrungsergänzungsmittel aufführen, die in ihrer Wirkung u. a. die Entzündungen im Körper stoppen oder zumindestens reduzieren können. Dabei muss bedacht werden, dass jeder Mensch in seiner Gesamtheit einzigartig ist. Das bedeutet, das, was bei mir wirkt, tut es in dieser Form vielleicht nicht bei einem anderen Menschen, oder anders herum. Durch Ausprobieren kann das aber herausgefunden werden.

Lebenswichtige Enzyme

Ohne diese Eiweißmoleküle geht im Körper absolut gar nichts. Wirklich für jeden einzelnen Vorgang, jede Funktion sind sie nötig, damit überhaupt etwas passiert. Es gibt unendlich viele verschiedene Enzyme im Körper und jedes hat ganz bestimmte Aufgaben, ein Heer von Spezialisten.

Enzyme sind hitze- und kälteempfindlich, einige kann unser Körper selbst bilden, andere müssen wir ihm zuführen. Das bedeutet, dass wir Lebensmittel zu uns nehmen müssen, die weder tiefgefroren noch zu heiß zubereitet wurden. Das Beste zu diesem Zweck ist der Verzehr von möglichst rohem Gemüse und frischem Obst, oder wenn nicht machbar die Zufuhr durch bestimmte Nahrungsergänzungsmittel. Das ist dann sinnvoll, wenn der Körper durch den jahrelangen Enzymmangel schon die eine oder andere Störung aufzuweisen hat.

Das bekannteste Enzym ist das **Bromelain**, das in der Ananas vorkommt. Durch seine entzündungshemmenden Eigenschaften sollte es auch bei einer Arthritis dem Körper zugeführt werden. Fertige Präparate gibt es z.B. in der Apotheke zu kaufen.

Das Enzym Superoxid-Dismutase (SOD) im Gerstengras

SOD ist nicht nur sehr selten, es hilft auch selten gut bei entzündlichen und degenerativen Erkrankungen. Im Gerstengras ist aber nicht nur das SOD reichlich vorhanden sondern auch noch zahlreiche weitere Vitalstoffe in großen Mengen. Die unscheinbare Süßgraspflanze wartet mit einem einem wahren Füllhorn an Vitaminen, Mineralien, Antioxidantien und Enzymen auf. Dies alles in einer perfekten Kombination und hoher Bioverfügbarkeit, d.h., der Körper kann alle Nährstoffe wunderbar aufnehmen und verwerten.

Antioxidantien

Jeder hat schon von Antioxidantien und freien Radikalen gehört oder gelesen. Sie unterstützen unser Immunsystem und wenn sie ausreichend im Körper vorhanden sind, sinkt auch die Gefahr dass das Immunsystem den eigenen Körper angreift. Dies kommt bei den sogenannten Autoimmunerkrankheiten vor, z.B. bei der chronischen Polyarthritis. Die 2. Möglichkeit eines Angriffs durch freie Radikale zielt direkt auf das Kollagen im Knorpel.

Antioxidantien (Vitamine, Mineralien und sekundäre Pflanzenstoffe) helfen dem Körper, die freien Radikalen gezielt abzuwehren und unschädlich zu machen. Das bekannteste ist Vitamin C, das in vielen Früchten und Gemüse vorkommt, außerdem enthalten vor allem rote Früchte wie auch einige Gemüsesorten die sekundären Pflanzenstoffe, bekannt als Flavonoide und Saponine. In

Lauchgewächsen kommen die Sulfide vor. Bekannt ist auch das Beta-Carotin.

Der rote Farbstoff (Lykopin), der den Tomaten die Farbe gibt bietet dem menschlichen Körper einen ausgezeichneten Schutz gegen . Allerdings wird er erst durch Erhitzung gebildet, d.h. für alle Ketchup und Tomatensoßenliebhaber grünes Licht.

Auch Vitamin E ist bekannt für seine antioxidative Wirkung, wir finden es z.B. in verschiedenen Ölen sowie in Nüssen und Mandeln.

Alpha-Liponsäure (ALA)

Viele unserer sogenannten Zivilisationskrankheiten (Alzheimer, Krebs, Diabetes, etc.) verdanken ihre Entstehung den freien Radikalen, die die Körperzellen angreifen und schädigen. Die einzige Möglichkeit, sich davor zu schützen, ist es, dem Körper Antioxidantien zuzuführen.

Als Wirkstoff in Medikamenten wird die ALA (Racemat) z. B. bei Lebererkrankungen eingesetzt. Aber das Antioxidans kann noch wesentlich mehr. Die Alpha-Liponsäure neutralisiert sowohl wasserlösliche als auch fettlösliche freie Radikale.

Für Sportler ist wohl die Steigerung des Energie-Stoffwechsels die herausragende Eigenschaft. Da die Alpha-Liponsäure hauptsächlich in rotem Fleisch und tierischen Fetten vorkommt, können Vegetarier und Veganer ALA in Form eines Nahrungsergänzungsmittels zu sich nehmen. Aber auch Menschen, die sich "normal" ernähren können davon profitieren.

Bemerkenswert ist auch die Fähigkeit der ALA, andere Antioxidantien recyclen und verstärken zu können. Und ALA sorgt dafür, dass auch das Gehirn vor freien Radikalen geschützt wird. Außerdem beugt sie Schwermetallbelastungen vor.

Dieses Antioxidans kann bei Pilzvergiftungen Leben retten und hat auch einen anti-aging Effekt. Rauchern sei die ALA als Schutz wärmstens empfohlen. Ebenso wirkt es gegen Radioaktivität und schützt vor Diabetes und deren Folgeerkrankungen (Neuropathie). Alzheimer, Demenz und Parkinson-Erkrankungen, grauer Star, HIV-Infektionen, Herzinfarkt, Schlaganfall, Cholesterin senkend, Hepatitis C, Arthritis, Morbus Crohn, Krebserkrankungen und damit ist die Liste noch lange nicht vollständig. Mittlerweile gibt es unzählige Studien, die die Wirksamkeit von ALA belegen.

Zucker, Süßstoff, Stevia oder was?

Die meisten Menschen lieben Süßes und immer wieder taucht die Frage auf: Was ist besser und was schädigt meine Gesundheit?

Zucker ist der Oberbegriff für Einfach- und Doppelzucker, ebenso für Saccharose.

Unseren handelsüblichen Zucker bekommen wir als Haushaltszucker in jedem Lebensmittelgeschäft. Als Würfel, Kandis, Puderzucker oder schlicht als körniges Granulat. Damit zu süßen ist so einfach, und einfach nur schädlich. Außer dem süßen Geschmack hat er leider nichts zu bieten. Über seine Schädlichkeit für die Gesundheit gibt es unzählige Belege. Und trotzdem wird er unverdrossen gekauft und benutzt. Zuckerkonsum kann zu chronischen Erkrankungen führen. Arthrose, ADHS, hoher Blutdruck und entzündliche Erkrankungen sind nur eine kleine Auswahl.

Unser Zucker ist ein Produkt, das hauptsächlich aus Zuckerrohr und Zuckerrüben gewonnen wird. Als Kind habe ich den braunen Rüben Saft, bei uns auch "Stips" genannt, geliebt. Entweder aufs Brot gestrichen oder als Zutat in der Weihnachtsbäckerei.

Unter Bio-Anhängern wird oft auf Honig, Ahornsirup, Apfeldicksaft usw. ausgewichen. Aber auch das ist nicht ganz problemlos. Honig z. B. besteht zu ca. einem Drittel aus Fructose, bei erhöhtem Konsum wird die überschüssige Menge in Körperfett umgewandelt.

"Dann nehme ich doch einfach Süßstoff, der hat ja keine Kalorien" höre ich Sie sagen. Bei Süßstoffen steht bis heute nicht endgültig fest, ob sie nun schädlich sind oder alles nur "Panikmache" ist. Aber da ein Zuviel immer schädlich ist, sollte der Gebrauch möglichst eingeschränkt werden. Zu den **Süßstoffen** gehören u. a. Aspartam und Cyclamat. Der übermäßige Genuss soll zu Heißhungerattacken führen und das ist jedenfalls bei einer Diät zur Gewichtsabnahme eher kontraproduktiv.

Für Diabetiker, die nicht Insulin pflichtig sind, sind **Zuckeraustauschstoffe** wie z.B. Sorbit oder Xylit interessant, da sie langsamer abgebaut werden. Zuckeraustauschstoffe (sie werden häufig mit Süßstoffen verwechselt) sind z.B. Sorbit, Isomalt, Xylit, Maltit, Fructose usw.. Diabetiker müssen diese bei der Berechnung des Brennwertes mit einbeziehen.

Die für mich zur Zeit beste Alternative ist die Pflanze **Stevia** (Stevia rebaudiana), ihre Heimat ist Südamerika, dort ist sie hauptsächlich in Paraguay beheimatet. Erwähnt wurde sie bereits von den spanischen Konquistadoren, sie hatten erfahren, dass die ansässige Bevölkerung die Blätter einer bestimmten Pflanze nutzten, um z.B. ihren Tee zu süßen. Auch als Medizin war sie im Gebrauch.

Am 04.07.2011 hat sich die EU-Gemeinschaft in Brüssel nun endlich für die Zulassung von Steviolglykosiden als Süßstoff ausgesprochen. Das Europäische Parlament muss nur noch seinen Segen dazu geben, dann hat dieses lange Hin und Her endlich ein Ende.

Offiziell konnte man in den letzten Jahren schon Stevia Produkte kaufen, z. B. im Reformhaus, allerdings als "Mittel zur Zahnpflege", weil es eben auch bei Karies hilft. Im Internet gibt es mittlerweile diverse Anbieter, die Stevia in verschiedenen Formen verkaufen. Die Preise variieren zum Teil erheblich, wobei es auch darauf ankommt, ob und wie viele Zusatzstoffe in dem Produkt zu finden sind.

Bei Amazon kosten z. B. 100 Gramm Stevia Pulver (Steviosid) aus der Pflanze 6.50 Euro.

Bei medherbs.de gibt es Rebaudiosid ohne Zusatzstoffe zu einem Grundpreis von 57,80 Euro für 100 Gramm.

Unter dem Namen ChrysaNova (R) enzymatisch modifiziertes Steviol Glycosid aus Blättern der Stevia rebaudiana Bertoni es ist neutral süß ohne bitteren Beigeschmack, 100% Rebaudioside mit Spuren von Steviosid, Süßungs Faktor 200 gegenüber Haushaltszucker, Grundpreis 100 gr. 9,90, 200 gr. 19,80 Euro

Außerdem gibt es noch weitere Produkte, wie Stevia Sirup, Stevia Tabs, Flüssig-Konzentrat, die natürlich bei jedem Anbieter zu finden sind.

Da steht der Verbraucher erst mal vor einer verwirrenden Fülle an Informationen. Ich habe hier nur zwei Anbieter genannt, um Preisbeispiele zu geben. Wenn Sie Stevia googeln, werden Sie eine Vielzahl an Ergebnissen bekommen. Die drei wichtigen Faktoren für eine Entscheidung sind wohl Preis und Süßfaktor, evtl. Zusatzstoffe und die Form, in der es angeboten wird. Bei den meisten Anbietern kommen auch noch Versandkosten dazu. In Asien wird die Süßkraft der Stevia schon seit 30 Jahren genutzt, und z. B. in Korea für Japan angebaut und exportiert. Mittlerweile beträgt der Marktanteil gegenüber anderen Zuckerersatzstoffen in Japan bei 40%. Die Blätter sind 30 Mal süßer als Rübenzucker. Isoliert man daraus das Steviosid, hat dieses eine Süße, die bis zu 300 Mal stärker ist als besagter Rübenzucker.

Stevia ist auch für Diabetiker sehr geeignet. 0,2 Kilokalorien pro 1 Gramm Blätter bei einer Süßkraft, die ca. 30 Mal höher ist als bei Zucker, spricht für sich.

Melatonin - nicht nur für guten Schlaf

Melatonin ist ein Molekül/Hormon, das unser Körper selbst produziert, z.B. in der Zirbeldrüse. Tatsächlich ist es in allen lebenden Organismen, Menschen, Tieren, Pflanzen und auch in Lebenmitteln zu finden. Bekannt ist es hauptsächlich als schlafbringendes Hormon und Anti-Aging-Mittel. Dadurch, dass es sowohl wasser- als auch fettlöslich ist und auch die Blut-Hirnschranke überwindet, kann es überall im Körper seine Wirkung entfalten. Aber es leistet noch weit mehr.

Grundsätzlich ist es zusammen mit Serotonin für unseren Schlaf- und Wachrhythmus zuständig und es steuert die körpereigenen Rhythmen. Im Alter von ca. 40 Jahren wird die Produktion des Melatonins langsam heruntergefahren. Bedingt dadurch fallen auch die positiven Wirkungen allmählich weg. Das bedeutet im Klartext, das die Schlafdauer- und Tiefe abnehmen und das Immunsystem anfälliger wird.

Melatonin wird nur bei Dunkelheit gebildet, darum ist eine Abdunklung der Schlafräume so wichtig. Mit der Umwandlung von Serotonin in Melatonin beginnt der Schlafzyklus und mit der Ausschüttung von Prolaktin wird er beendet, um dann zur Schlafenszeit erneut zu beginnen.

In einer Studie von 1997/1998 (Burch) wurde veröffentlicht, dass Elektrosmog (z.B. durch Handys) die Produktion von Melatonin verringert. Außerdem wird die Verweildauer im Körper verkürzt. Da Melatonin u. a. auch das Immunsystem stärkt, führt eine Drosselung der Produktion zwangsläufig zu einer Schwächung unserer körpereigenen Abwehr.

Schlafmangel und auch Nachtarbeit verringern ebenfalls die Produktion des Hormons. Verschiedene Studien haben belegt, dass dadurch die Lebensdauer abnimmt und das Risiko an Krebs zu erkranken proportional zunimmt.

Bei uns in Deutschland ist das Melatonin als Medikament zugelassen und verschreibungspflichtig. In den USA bekommt man es als Nahrungsergänzungsmittel. Da dieses Molekül natürlichen Ursprungs ist und nicht patentiert werden kann, um dann ordentlich Gewinne damit zu machen, sind die Pharma-Lobby, ebenso wie die dahinter stehenden Politiker, nicht an einer großangelegten Vermarktung interessiert. Dabei ist es nahezu nebenwirkungsfrei.

Trotzdem wird der Nutzen heruntergespielt und stattdessen dagegen argumentiert. Merkwürdig ist nur, dass es in den USA als Nahrungsergänzungsmittel zugelassen ist. Wenn das Melatonin wirklich Nebenwirkungen verursachen würde, hätte es gerade in den USA, schon Schadensersatz-Prozesse gegeben, da so etwas dort durchaus eine gängige Praxis ist . Auch im europäischen Ausland wird Melatonin von renommierten Medizinern eingesetzt. Der italienische Chirurg und Ernährungswissenschaftler Dr. Ruggero Grazioli z. B. ist von den positiven Aspekten einer Melatonin-Behandlung überzeugt.

Melatonin hat so einiges zu bieten: Es wirkt antioxidativ (bis zu 50mal mehr als Vit. C) und zellschützend und kann gegen Depressionen und bei Schlafstörungen eingesetzt werden. Als Anti-Aging-Mittel ist es hochgelobt und beliebt, besonders bei denjenigen, die krampfhaft jung bleiben wollen, um dem gängigen Bild des "ewig Junggebliebenen" zu entsprechen.

Melatonin wird auch gern von "Viel-Fliegern" zur Vermeidung des Jet-lags eingenommen. Bei der Alzheimer-Erkrankung verlangsamt es das Fortschreiten der Krankheit und es kann auch bei Parkinson helfen. Empfohlen wird es auch als Therapie-begleitendes Mittel, beispielsweise bei degenerativen Krankheiten, aber auch, um den Übergang in die Menopause (Wechseljahre) zu erleichtern. Die therapeutische Wirkung von Medikamenten wird so noch gesteigert.

Durch unseren hektischen Lebenswandel und die zahlreichen Umweltverschmutzungen, auch durch Elektrosmog, berauben wir uns selbst dieses wichtigen Stoffes, obwohl wir eigentlich viel mehr Melatonin brauchen um unseren Körper vor den freien Radikalen zu schützen, stehen wir am Ende mit immer weniger Melatonin da. Übrigens unterbinden auch etliche Medikamente (Betablocker, Antirheumatika, Psychopharmaka usw.) die Produktion von Melatonin. Ein Gespräch mit dem behandelnden Arzt kann da unter Umständen etwas bringen.

Niemals dürfen in Eigenregie Medikamente weggelassen oder reduziert werden, das könnte böse Folgen nach sich ziehen.

Vielen unserer Zivilisationskrankheiten wie z.B. Bluthochdruck, Autoimmunkrankheiten, Diabetes, Multipler Sklerose und Krebserkrankungen könnte so vorgebeugt werden. Jeder hat verschiedene Möglichkeiten, etwas für die eigene Melatonin-Produktion tun:

Natürliches Licht (Sonne) und körperliche Betätigung im Freien

Sonnenlicht tanken, möglichst einen Fensterplatz wählen, Zuhause und auf Reisen, beim Autofahren "oben ohne" also mit offenem Verdeck und heruntergelassenen Scheiben fahren, möglichst viel Licht auf die Augen fallen lassen

-Vollspektrumlampen sorgen für ausreichende "Lichtzufuhr"

-Elektromagnetische Felder möglichst meiden

-nicht rauchen

-möglichst keine Schichtarbeit

-Alkohol und Kaffee sind schlecht für den Schlaf

Kohlenhydratreiches Abendessen stimuliert den Umwandlungszyklus durch Insulinausschüttung. Insulin fördert Tryptophan das wiederum in Serotonin umgewandelt wird, um dann zu Melatonin zu werden und so die Voraussetzung für einen erholsamen Schlaf schafft. Überhaupt gibt es so einige Lebensmittel, z.B. Bananen, Schokolade etc., die (bedingt) zu empfehlen sind. Regelmäßige Entspannungs- und/oder Meditationsübungen tragen ebenfalls dazu bei. Dies ist nur eine kleine Auswahl von Aktivitäten um die Produktion von körpereigenem Melatonin zu steigern.

Ganzheitlich gegen Polyarthritis

Ganzheitliche Therapiemöglichkeiten bei Arthritis (chronische Polyarthritis)

Die chronische Polyarthritis gehört zu den Autoimmunkrankheiten und ist laut Schulmedizin nicht heilbar. Die schmerzhaften Entündungen führen im Laufe der Zeit dazu, dass sich die Gelenke verformen und zerstört werden.

Um diese Zerstörungen aufzuhalten und die Schmerzen zu lindern werden hauptsächlich Kortison und Schmerzmittel (Diclofenac, Ibuprofen) eingesetzt. Diese Medikamente helfen vordergründig, haben aber massive Nebenwirkungen. Kortison ist auf der einen Seite sicher segensreich, andererseits bekommt man aber Bluthochdruck, Pilzinfektionen und weitere Folgeerkrankungen gratis mitgeliefert.

Meist werden die Patienten mit einer Basistherapie versorgt. Dabei kommen Kortison, Methotrexat und andere Chemotherapeutika zum Einsatz. Seit ein paar Jahren werden verstärkt sogenannte "Biologicals" verwendet, um eine Besserung zu erzielen. Diese Biologicals vermitteln durch ihren Namen den Eindruck, besonders verträglich und eben "bio" zu sein. Das sind sie aber weiß Gott nicht. Ich habe sie als äußerst agressiv erlebt und musste die Therapie bereits nach einem Tag abbrechen. Meine gesamte Mundhöhle war eine einzige, offene Wunde und mit Pilzkolonien übersät. Nach einer Woche war ich dann langsam wieder in der Lage, festere Nahrung und etwas anderes als lauwarmen Tee zu mir zu nehmen.

Natürlich war das meine ureigenste Erfahrung. Andere Menschen reagieren sicher anders darauf oder es hilft ihnen sogar. Ich habe für mich entschieden, diese neuen Medikamente zu meiden, wie der sprichwörtliche Teufel das Weihwasser. Andererseits schreiten die Zerstörungen der Gelenke immer weiter fort. Ich muss immer mehr Kortison nehmen, trotz der Weihrauchtabletten (Boswellia) , die ich seit ca. einem Jahr auch noch einnehme.

Auch eine Ernährungsumstellung zu einer vegetarischen Ernährung hat bis jetzt nicht wirklich viel gebracht. Ich vermute, dass liegt daran. dass ich übersäuert bin. In den ersten Jahren habe ich viele alternative Möglichkeiten, wie z.B. Akupunktur ausprobiert, aber ich scheine ein hartnäckiger Fall zu sein.

Mittlerweile geht es bei mir darum, Kortison zu reduzieren, Bluthochdruck, Pilzinfektionen und Fibromyalgie zu Leibe zu rücken. Also werde ich mich mal wieder aufraffen und einige Maßnahmen ergreifen. Dazu gehört, als erstes eine Entsäuerung und Entgiftung einzuleiten. Dabei soll mir Natriumbicarbonat (Natron) und eine basisch ausgerichtete Ernährung helfen.

Chronische Polyarthritis und Weihrauch

Weihrauch-Bäume als Lieferanten des Weihrauchharzes (Olibanum) sind überwiegend in Afrika (Äthiopien, Arabien etc.) zu Hause. Für Heilzwecke allerdings wird das Harz des indischen Weihrauchbaumes verwendet.

Der persische Arzt Avicenna (980-1037) verordnete Weihrauchpillen um den Lernprozess und die Denkleistung zu fördern. Leider liegen noch keine wissenschaftlichen Studien vor, die das belegen können.

Durch Schnitte am Stamm oder den Ästen tritt das Baumharz aus. Insgesamt dauert die Ernte mehrere Monate in deren Verlauf dem Baum immer wieder Schnitte zugefügt werden. Das Harz, das nach dem ersten Schnitt austritt hat noch nicht die beste Qualität, mit jedem weiteren Schnitt steigert sich aber die Güte des Harzes. Jeder Baum produziert maximal 10 kg. Nach einigen Erntejahren wird ihm dann eine mehrjährige Ruhepause gegönnt.

Der Weihrauch (Boswellia serrata, indischer Weihrauch) eignet sich nicht nur als Räucherstoff für religiöse Zeremonien. In Indien wird er seit ein paar tausend Jahren als fester Bestandteil des Ayurveda bei verschiedenen Erkrankungen eingesetzt.

Weihrauch gibt es als ätherisches Öl, in Tabletten- und Kapselform. Das Öl hat einen ganz spezifischen Duft, der aber, je nach Herkunft, variiert. Die Heilkraft des Weihrauchöles liegt in hochkonzentrierter Form vor. Es eignet sich nicht nur als Räucherware sondern auch, zu Heilzwecken, z.B. dem Badewasser beizugeben.

Da der Weihrauch auch antibakteriell und antiviral wirkt, kann das Verdampfen des Öles dabei helfen, Räume und die Luft in ihnen zu desinfizieren. Das wussten auch schon die alten Ägypter als sie das Olibanum zur Mumifizierung hochgestellter Personen benutzten.

Wichtiger für uns Lebende ist aber eindeutig die Heilkraft dieses Stoffes. Tabletten mit dem Wirkstoff Boswellia serrata (H15) entfalten, in entsprechender Dosierung ihre entzündungshemmende Wirkung . Außerdem schützt er die Leber, regt die Verdauung und auch das Immunsystem an. Auch Schmerzen werden gelindert.

Bewährt hat sich Boswellia serrata bei Erkrankungen des rheumatischen Formenkreises, wie z. B. der chronischen Polyarthritis, ebenso bei anderen Autoimmunkrankheiten wie Morbus Crohn oder Colitis ulcerosa, bei Multipler Sklerose, sowohl Asthma als auch Schuppenflechte (Psoriasis) und Neurodermatitis. Nicht zu vergessen bei Hirntumoren, auch und gerade bei inoperablen.

Die wissenschaftlichen Wirksamkeitsstudien beziehen sich auf das indische Boswellia serrata, H15 und die darin enthaltenen Boswelliasäuren. Wenn das Immunsystem verrückt spielt und der Körper zu viele Leukotrine produziert, diese sind an Entzündungsprozessen maßgeblich beteiligt, hemmen die Boswelliasäuren die Bildung eben dieser. Nebenwirkungen sind bis dato nicht bekannt.

Trotzdem sollte der behandelnde Arzt auf jeden Fall informiert werden. Als ich meinem Arzt vor eineinhalb Jahren erzählt habe, dass ich die Weihrauchtabletten gerne ausprobieren würde, fand er, dass das etwas bringen könnte, da wir schon seit längerer Zeit versucht hatten, durch verschiedene Medikamente die tägliche Cortisonmenge zu reduzieren, die mit 10 mg/tägl. auf Dauer einfach zu hoch ist und zu viele Nebenwirkungen hat.

Also habe ich es ganz vorsichtig und langsam bis auf 6 mg/tägl. geschafft. Leider musste ich im letzten halben Jahr wieder bis auf 10 mg/tägl. erhöhen. Einige private Belastungen und das feuchtkalte Wetter haben dafür gesorgt. Enttäuscht wollte ich mich vor ein paar Wochen dann vom Weihrauch verabschieden und die Einnahme von 3mal tägl. 3 Tabl. á 400 mg langsam reduzieren. Dabei habe ich dann ganz schnell festgestellt, dass das nicht funktioniert. Denn mit weniger ging es mir sehr schnell schlechter und ich musste mit dem Cortison wieder hochgehen. Ich schließe daraus, dass es mir ohne den Weihrauch noch viel schlechter gehen würde.

Trotzdem reicht es nicht aus und ich werde zusätzlich einen Versuch mit MSM starten. Leider muss ich den Start des Versuches aus finanziellen Gründen in den Februar verschieben, da beide Heilmittel nicht von der Krankenkasse erstattet werden. Auch wenn sie helfen.

Ganzheitlich gegen Fibromyalgie

Die Fibromyalgie, auch FMS (Fibromyalgie Syndrom) genannt, ist erst seit einigen Jahren eine "anerkannte Krankheit". Nur selten finden die Erkrankten einen Arzt, der schnell herausfindet, was dem Patienten fehlt. Häufiger wandern die Menschen von einem Spezialisten zum nächsten, oder werden, besonders schlimm, als eingebildete Kranke behandelt oder in die Psychosomatische Schublade gesteckt.

Die Diagnose ist sicher nicht ganz einfach zu finden, denn die Fibromyalgie hat viele Gesichter. Viele der typischen Beschwerden, wie z.B. ständige Müdigkeit, Schlafstörungen, z. T. wandernde Schmerzen und Morgensteifigkeit etc. können auch auf andere Krankheiten hinweisen. Mittlerweile hat sich die Ärzteschaft auf einige verbindliche Symptome wie z.B. die Tenderpoints geeinigt. Sind diese mehrheitlich vorhanden, wird ein FMS-Syndrom diagnostiziert.

Manchmal ist es auch dem Zufall zu verdanken, dass die Fibromyalgie erkannt wird. So war es z. B. bei mir. In einem Gespräch mit meinem Rheumatologen (ich habe eine chronische Polyarthritis- chronische Gelenkentzündungen) erzählte ich ihm, dass ich seit mehreren Jahren schon jede Nacht im Stundentakt aufwachen würde, ständig starke Kopfschmerzen und am ganzen Körper druckempfindliche Punkte hätte, die ebenfalls immer schmerzten.

Ruckzuck hatte er die sogenannten Tender Points (bestimmte Stellen am Körper, die besonders druckempfindlich sind und auf die Fibromyalgie hinweisen) abgetastet, noch einige Fragen gestellt und dann war die Diagnose klar. Das FMS ist bei mir eine Folgekrankheit meiner Polyarthritis.

Da es noch keine speziellen Medikamente zur Behandlung gibt, hat er mir ein Antidepressivum verschrieben, denn durch Studien wurde herausgefunden, dass sie auch bei dieser Erkrankung helfen. Nachdem ich mir das Medikament aus der Apotheke besorgt hatte, habe ich abends weisungsgemäß 2 Tabletten genommen, bin nachts nur einmal wach geworden und habe insgesamt 10 Stunden geschlafen.

Am folgenden Tag hatte ich das erste Mal seit Jahren keine Kopfschmerzen und war auch nicht müde. Das war sensationell und ich habe mich gefreut wie ein Schneekönig, einfach unglaublich. Das ganze ist jetzt drei Jahre her. Allerdings scheint sich der Körper an den Wirkstoff zu gewöhnen, denn ich musste zwischenzeitlich die Dosis erhöhen.

Nun habe ich mir vorgenommen, im neuen Jahr einiges auszuprobieren, um die Fibromyalgie und auch die Polyarthritis mit natürlichen Mitteln anzugehen. Also nicht nur darüber schreiben sondern es auch tun. Das ist natürlich auch eine Frage der finanziellen Möglichkeiten, aber es gibt so einiges, das man auch erstmal für wenig Geld umsetzen kann, wie z.B. das Backpulver (Natriumbicarbonat). Entsäuern und entgiften mit Backpulver wird mein erster Schritt sein (siehe auch unter Fibromyalgie).

Natürlich werde ich alles dokumentieren, auch meine Laborwerte. Da ich unter Anderem auch Kortison nehmen muss, darf ich alle drei Monate zur Blutentnahme antreten. Ich bin schon sehr gespannt, ob ich auch anhand der Blutwerte Veränderungen feststellen kann, mein Arzt natürlich auch.

Guaifenesin bei Fibromyalgie

Weil es zu den schleimlösenden Wirkstoffen gehört, wird es hauptsächlich bei Erkältungen und Bronchitis eingesetzt. Guaifenesin ist als Wirkstoff z. B. in einem bekannten Husten-Löser zu finden.

Das Guaifenesin hat die Eigenschaft, sehr schnell verstoffwechselt und über den Urin wieder ausgeschieden zu werden. Acht Stunden nach der Einnahme hat es den Körper wieder komplett verlassen.

Der amerikanische Arzt, Dr. R. Paul St. Amand, vertritt die Ansicht, dass durch eine genetisch bedingte Störung zuviel Phosphat im Körper verbleibt, wo es sich einlagert. Zuerst in den Knochen, als nächstes sind Muskeln, aber auch Bänder und Sehnen dran. Zuguterletzt dienen die Gelenke als "Vorratslager". Leider führt dies alles zu Arthrosen und der schmerzhaften Fibromyalgie.

Durch die hohe Konzentration der Phosphate (Kalziumphosphatkristalle) lagert der Körper verstärkt Wasser ein, um diese zu verdünnen und so im Körpergewebe zu verteilen. Die fühlbaren Verhärtungen (Knubbel z.B. an den Fingern) sollen lt. Dr. St. Amand eine Folge davon sein. Sie treten häufig im Verlauf der Fibromyalgie auf. Auch bei mir finden sich diese "Knubbel" vorzugsweise an Händen und Füßen.

Die gesamten Stoffwechselvorgänge inklusive ihrer zahlreichen Folgen sind sehr komplex und für den Laien nur schwer verständlich. Ich bin der Meinung, dass es ausreicht, die groben Zusammenhänge und ihre konkreten Auswirkungen in unserem Körper zu erkennen und leider auch aushalten zu müssen.

Dr. St. Amand fand heraus, dass durch das Guaifenesin eine Art Umkehrprozess eingeleitet wird. Der Patient, der sich darauf einlässt, muss mit einer vorrübergehenden Verschlechterung aller Symptome, wie z.B. Schmerzen, rechnen. Wie es genau geht (Dosierung, Dauer etc.), Bezugsquellen und warum am Ende die andauernde Beschwerdefreiheit stehen soll, finden Sie auf der Internet-Seite von www.guaifenesin.de

Vorsicht: nicht bei Magen-Darmerkrankungen, Niereninsuffiziens, Myasthenia gravis, Schwangerschaft und Stillzeit, Wechselwirkungen sind ebenfalls zu beachten, z.B. bei gleichzeitiger Einnahme von Sedativa u. Muskelrelaxazanzien

Ganzheitlich gegen Multiple Sklerose

Multiple Sklerose - ein Überblick

Auch diese tückische Krankheit scheint etwas mit unserer hochzivilierten Lebensweise zu tun zu haben, denn in den sogenannten Entwicklungsländern kommt sie nur sehr selten vor. Unsere modernen Lebensbedingungen verdienen nicht gerade das Prädikat "besonders wertvoll". Überall lauern Schad- und Giftstoffe, in der Luft, dem Wasser und leider auch in unserer Nahrung. Nicht nur, dass immer weniger wichtige Nährstoffe in unseren Nahrungsmitteln enthalten sind, nein, wir werden auch noch fröhlich von Lebensmittelproduzenten vergiftet, und das ganz legal. Leider steuern viele Menschen auch noch Genussgifte, wie Alkohol und Nikotin bei.

Die MS ist eine chronisch entzündliche und degenerative Erkrankung des gesamten Zentralnervensystems (ZNS). Wie auch bei der Polyarthritis spielt das Immunsystem verrückt und greift den eigenen Körper, genauer gesagt, die Isolierschicht der Nervenfasern an. Die so geschädigten Nerven sind dann nicht mehr in der Lage, wichtige Impulse weiterzuleiten, so dass bestimmte Befehle, z.B. an den Bewegungsapparat oder Körperorgane, nicht mehr richtig ausgeführt werden können.

Die Auswirkungen auf den Kranken sind immens und äußerst vielfältig. So können z. B. das Sehvermögen gestört sein und die Blasenfunktion nicht mehr kontrolliert werden. Chronische Erschöpfung oder Lähmungserscheinungen treten auf, die den Patienten auch in den Rollstuhl bringen können. Da die Krankheit in Schüben verläuft, kann es aber durchaus vorkommen, dass der Rollstuhl nur eine vorübergehende Rolle spielt.

Zum gegenwärtigen Zeitpunkt gilt die Multiple Sklerose als nicht heilbar. Allein diese Aussage hat schon eine negative Auswirkung auf die Psyche. Aber auch, wenn sie nicht geheilt werden kann, ist es doch möglich, einiges für ein verbessertes Wohlbefinden zu tun.

Ernährungsumstellung plus Nahrungsergänzungsmittel bei MS

Eine Ernährungstherapie beginnt mit einer Ernährungsumstellung und der Zufuhr entzündungshemmender Vitalstoffe. Leider ist es ja wirklich so, dass unsere Nahrungsmittel an lebenswichtigen Nährstoffen nicht mehr allzuviel hergeben.

Viele Menschen treiben Jahre- oder Jahrzehntelang Raubbau mit ihrem Körper, der dies lange Zeit zu kompensieren vermag. Aber irgendwann meldet sich unser Körper-Geist-System "lauthals". Wer "Glück" hat, trägt nur leichte Blessuren wie

z. B. Abgeschlagenheit davon, die sich relativ schnell und leicht wieder beheben lassen, indem die fehlenden Nährstoffe verstärkt zugeführt werden.

Manchmal ist der Schaden aber viel heftiger und nicht mehr so einfach zu beheben. Je nach dem, wo der betreffende Mensch seine Schwachstellen hat, finden sich die sogenannten Zivilisationskrankheiten wie die Multiple Sklerose und andere Autoimmunkrankheiten ein. Das bedeutet dann meist einschneidende Veränderungen im Leben der Betroffenen.

Aber wie heißt es so schön: Es ist nie zu spät, etwas zu ändern. Eine "elegante" Möglichkeit ist die anti-entzündliche Ernährungsumstellung. Dabei geht es nicht nur darum, die richtigen Nahrungsmittel zu sich zu nehmen, sondern auch noch Nahrungsergänzungsmittel ganz gezielt einzusetzen.

Das eine fleischreiche Ernährung etliche negative Effekte hat, weiß mittlerweile eigentlich jeder. Allein die im Fleisch vorkommende Arachidonsäure ist ein Übeltäter erster Güte, denn sie begünstigt Entzündungsprozesse, die ja der MS-Erkrankung zu Grunde liegen. Eine Ernährung, die weitgehend fleischlos ist und die Zufuhr von Omega-3 begünstigt, kann bewirken, dass die Arachidonsäure nicht mehr in die Eicosanoide umgewandelt werden kann. Diese sind für die Entzündungsaktivitäten im Körper verantwortlich.

Die Entzündungsaktivitäten wiederum sind als Verursacher für den oxidativen Stress des Körpers zu benennen. Freie Radikale sind äußerst agressiv und sie können unser Gehirn sowie auch das Rückenmark und das zentrale Nervensystem massiv schädigen. Und genau das ist es, was bei der Multiplen Sklerose geschieht.

Wollen wir uns also etwas Gutes tun, ist eine optimale Versorgung mit allen Vitalstoffen und die Vermeidung aller schädigenden Stoffe wohl der beste Weg. Jeder Schritt in die richtige Richtung ist auch ein Schritt in eine bessere Gesundheit.

Es gibt keine reguläre MS-Diät, dafür aber die Maßgabe, sich möglichst vegetarisch zu ernähren. Fleisch, Wurst und Innereien sollten vom Speisezettel gestrichen werden. Fettarme Milch und Milchprodukte können weiterhin verzehrt werden, aber mit Eiern sollten Sie geizen. Es versteht sich von selbst, dass tierische Fette, wie z. B. Butter oder Schweineschmalz tunlichst gemieden werden sollten. Auch Alkohol und Nikotin sollten drastisch reduziert werden.

Der Ernährungsfahrplan sollte täglich möglichst viel Obst und Gemüse beinhalten. Fleisch- und Wurstwaren, wenn überhaupt, nicht mehr als zweimal pro Woche und nur kleine Portionen. Vollkornprodukte sind vorzuziehen und 2-3 mal pro Woche Fischgerichte (Makrele, Hering und Wildlachs) sind ein Muss wegen der äußerst wichtigen Omega-3- Fettsäuren. Eine dieser Fettsäuren ist die Eicosapentaensäure (EPA). Diese verringert die Umwandlung der problematischen Arachidonsäure in Entzündungsbotenstoffe die dann die gefährlichen Entzündungsaktivitäten im Körper bewirken.

Prof. Olaf Adam gilt als ein Verfechter der lakto-vegetarischen Ernährungsform. Im Lauf der Jahre hat er ein Ernährungskonzept entwickelt, welches bei konsequenter Anwendung zu einer wesentlichen Verbesserung des Zustandes von MS-Erkrankten führt.

Auch Dr. Olaf Hebener hat eine linolreduzierte Ernährungstherapie entwickelt. Er vertritt ebenfalls die Ansicht, dass es sich lohnt, die Ernährung umzustellen und gezielt bestimmte Nahrungsergänzungs zu sich zu nehmen. Er rät, zusätzlich zu den Omega-3-Fettsäuren, auch noch Muschelextrakte, als Antioxidantien Selen und Vitamin E sowie die B-Vitamine zuzuführen. Gleichzeitig sollte die Aufnahme von Linolsäure verringert werden. Linolsäure (Omega-6-Fettsäure) ist grundsätzlich gut für den Körper und wird für verschiedene Vorgänge in den Zellen benötigt. Da wir aber mit unserer Ernährung viel zuviel davon zu uns nehmen, entsteht ein unausgewogenes Verhältnis im Körper , das wiederum zu entzündlichen Prozessen führt.

Nun noch ein paar Informationen zu den Nahrungsergänzungsmitteln die unterstützend eingesetzt werden sollten:

Die Omega-3-Fettsäuren EPA und DHA sind essentiell wichtig für den Körper. Sie helfen nicht nur MS- und Rheumapatienten durch ihre anti-entzündliche, sondern auch durch ihre anti-depressive, stimmungsaufhellende Wirkung.

Vitamin E ist wichtig als fettlösliches Antioxidant

Die Spurenelemente Selen, Kupfer und Zink sollten ebenfalls mit von der Partie sein, denn auch sie wirken u. a. anti-oxidativ

Das B12-Vitamin, welches am Aufbau der Myelinscheiden (Isolierschicht der Nervenfasern, die bei der MS zerstört wird) beteiligt ist, bewirkt, dass damit der Zerstörung Einhalt geboten wird. Da speziell dieses Vitamin tierischen Ursprungs ist, tierische Produkte aber möglichst gemieden werden sollen, sollte auf die Nahrungsergänzung zurückgegriffen werden, um die Versorgung sicher zu stellen. Weitere B-Vitamine sind wichtig für das Nervensystem und unseren Körper. So kann es ganz sinnvoll sein, den gesamten Vitamin-B-Komplex einzusetzen.

Abschließend sei gesagt, dass sich die meisten Vitamine, Mineralien, Spurenelemente ebenso wie die sekundären Pflanzenstoffe (Bioflavonoide) synergistisch unterstützen und aufeinander angewiesen sind um ihre Wirkung entfalten zu können.

Vitamin D3 kann bei MS helfen

Durch eine Studie der Universität Toronto (Kanada) wurde belegt, dass Vitamin D3 bei Multipler Sklerose wirkt, in dieser Studie wurden 14.000 IE /Tag verabreicht. Eine Internationale Einheit (IE)ist gleich 0,025 Mikrogramm. Dadurch wurden erfolgreich neue Schübe verhindert.

In einer weiteren Studie zeigte sich, dass bei MS-Patienten durch die Einnahme von 7.000 IE pro Tag die bereits verhärteten Stellen im Rückenmark zurückgingen

Es gab auch noch weitere Studien, die den Beweis erbrachten, dass hohe Dosen des Vitamins nicht gefährlich sind, denn problematische Nebenwirkungen gab es keine.

Da auch durch Sonnenbaden Vitamin D gebildet wird, könnte mit einer kombinierten Therapie aus natürlich gebildetem Vit. D (durch Sonnenlicht) und durch ein Präparat zugeführtem Vit. D ein therapeutischer Nutzen erzielt werden.

Und noch etwas spricht für den Einsatz von Vit. D: Es ist ein Fakt, dass MS-Erkrankungen abnehmen, je näher die Menschen am Äquator leben. Aber auch die Inuit, die hoch oben im Norden zu finden sind und eher nicht in den Genuss von Sonnenbädern kommen, erfreuen sich bester Gesundheit. Daran lässt sich erkennen, dass die richtige Ernährung (Fisch) der zweite wichtige Faktor im Bezug auf MS-Erkrankungen ist.

Interessant ist in diesem Zusammenhang auch, dass ein ausreichend hoher Vitamin D-Spiegel im Blut nicht nur das Risiko an Multipler Sklerose zu erkranken verringert. Das gleiche gilt auch für andere Zivilisationskrankheiten wie z. B. Diabetes, Infarkte, Bluthochdruck und Krebs.

MSM (Organischer Schwefel) bei Multipler Sklerose

Organischen Schwefel (Methyl-Sulfonyl-Methan) hat jeder gesunde Mensch in seinem Körper, genauer gesagt, ca. 140 - 150 Gramm davon. Unser Organismus ist in vielerlei Hinsicht auf Schwefel angewiesen. Er ist an der Kollagen-Produktion und somit am Aufbau des Bindegewebes, ebenso wie an der Herstellung von Sehnen, Knochen und Knorpeln, also dem Gerüst unseres Körpers , beteiligt.

Unser Eiweißstoffwechsel benötigt den organischen Schwefel dringend, um z. B. Insulin und weitere Hormone und Enzyme herzustellen und Blutzucker in Energie umzuwandeln. Methionin und zwei weitere Aminosäuren sind an den Entgiftungsprozessen der Leber beteiligt, ebenso ist er in den Gallensäuren enthalten, die dazu benötigt werden, Fette zu verdauen und die Bildung einer "Fettleber" zu verhindern. Auch das Glutathion ist ein wertvolles Antioxidans welches unter der Beteiligung von Schwefel direkt im Körper produziert wird.

Auch am Immunsystem ist der Schwefel beteiligt, indem er die Bildung von Antikörpern und Immunkomplexen unterstützt. Um unsere Immunabwehr zu stärken, aktiviert Schwefel das Vitamin C und einige der B-Vitamine. Ohne Vitamin C geht fast gar nichts im Körper. Im zentralen Nervensystem ist die Konzentration besonders hoch, bei gesunden Menschen. Das Zentralnervensystem spielt gerade bei der Multiplen Sklerose eine große Rolle und muss auf jeden Fall unterstützt werden.

Vitamin C sorgt ebenfalls dafür, dass die Aminosäuren in biogene Amine umgewandelt werden und so für den Körper verwertbar sind. Dass es freie Radikale unschädlich macht und die Zellen schützt, dürfte hinlänglich bekannt sein. Ohne Vitamin C kann das Antioxidans Vitamin E nicht aktiv werden und dieses Vitamin erfüllt ebenfalls viele Aufgaben im Körper. Dies sind nur einige Aufgaben, die Vitamin C erfüllt. Es ist übrigens nicht giftig und was der Körper nicht braucht, wird über die normalen Wege wieder ausgeschieden.

Nun aber zurück zum MSM. Ein weiterer positiver Aspekt dieser Substanz ist, dass sie die Blut-Hirn-Schranke überwinden und so auch im Gehirn ihre positiven Auswirkungen entfalten kann. Dazu gehört u. a. dass der Schwefel für eine ausreichende Sauerstoffversorgung und eine bessere Durchblutung des Gehirns sorgt. Diese wiederum lässt unsere Konzentrationsfähigkeit zunehmen und unser Denkapparat kann mehr Leistung bringen.

Bereits im Jahr 1989 wurde an der Med. Hochschule in Hannover anhand einer Studie festgestellt, dass MSM wasserlöslich und auch in höheren Mengen nicht toxisch wirkt und, genau so wichtig, auch keine allergischen Reaktionen auslöst.

In den USA kommt der organische Schwefel schon wesentlich länger zum Einsatz. Darum gibt es dort auch wesentlich mehr Studien. Der Direktor der Schmerzklinik in Portland/USA, Professor Stanley W. Jacob, gab 1999 bekannt, dass er in seiner 20jährigen Tätigkeit ca. 18.000 Schmerzpatienten mit MSM behandelt hatte. Sensationelle 70% der Behandelten wurden ganz, oder überwiegend schmerzfrei. Organischer Schwefel stellt somit eine nebenwirkungsfreie Alternative zu den gängigen Schmerz- und entzündungshemmenden Mitteln dar.

Da MSM immer auch entgiftend wirkt, kann es zu Kopfschmerzen oder anderen leichten Befindlichkeitsstörungen kommen. Entweder liegt die Ursache in zu geringer Flüssigkeitsaufnahme,, so dass die gelösten Schadstoffe nicht genügend ausgeschieden werden können, oder die Dosis ist zu hoch gewählt. Die Lösung ist einfach, genügend Wasser und Tee (2,5 - 3 Liter) konsumieren und/oder 2-3 Tage mit der Einnahme pausieren und dann mit einer geringeren Dosis beginnen, die dann langsam gesteigert werden kann.

Für MS-Patienten besonders wichtig ist u. a.: es wirkt entzündungshemmend, unterdrückt die Schmerzweiterleitung, die Nährstoff- und Sauerstoffversorgung der Zellen wird verbessert und es entkrampft verspannte Muskulatur. Dies sind, wie gesagt, nur einige der positiven Effekte des organischen Schwefels.

In jedem Fall muss der Patient mit dem behandelnden Arzt zusammenarbeiten. Eine Therapie mit MSM sollte also immer unter fachkompetenter Aufsicht stattfinden und individuell auf den Patienten zugeschnitten sein.

Bewegung (Sport) und seine Wirkung bei MS

Eine sportliche Betätigung ist grundsätzlich jedem MS-Patienten zu empfehlen. Natürlich müssen krankheitsbedingte Einschränkungen berücksichtigt werden, ebenso die Neigung zu bestimmten Sportarten. Nur wer sich mit einer Sportart anfreunden kann, wird diese dann auch gerne und immer wieder ausüben. Eine positive Einstellung dazu wird die angestrebten Therapieerfolge noch verstärken.

Sportliche Aktivitäten wirken sich auf den gesamten Körper ebenso wie auf die Psyche aus. Sie helfen, Blutdruck und Blutzucker- und fette zu regulieren. Auch kann dem Entstehen von Depressionen, die häufig im Laufe der Erkrankung auftreten, vorgebeugt werden. Besonders von Bedeutung sind die Auswirkungen auf den Bewegungsapparat, wie z. B. einer Osteoporose und der Abnahme von Muskelmasse entgegenzuwirken. Stabile Knochen und kraftvolle Muskeln sind für die Betroffenen von immenser Wichtigkeit.

Um herauszufinden wo die eigene Belastungsgrenze liegt, wird häufig auf die Borg-Skala zurückgegriffen. Hier muss sich der Kranke selbst einschätzen und auf einer Skala von 6 - 20 die empfundene Belastung beim Sport und anderen Aktivitäten bestimmen. Liegt diese bei 10 bis maximal 13, deutet das auf die richtige Intensität des Trainings bezüglich Häufigkeit und Dauer hin.

Eine sehr gute Möglichkeit bietet das Yogatraining. Dabei werden mehrere Symptome der MS günstig beeinflusst. Bewegung hilft bei Spastiken (Verkrampfungen der Muskeln), ebenso wie speziell die Dehnungsübungen. Gleichgewichts- und Koordinationssübungen wirken sich bei bei Ataxien (Störungen der Bewegungskoordination) günstig aus, Entspannungstechniken, bzw. Übungen sind gegen die chronische Müdigkeit und depressive Verstimmungen, ebenso wie zur Regulierung der Herz-Kreislauffunktionen, ein probates Mittel. Die generelle Kräftigung der Muskulatur reduziert Paresen (Lähmungserscheinungen) und Ataxien.

Das therapeutische Klettern ist zwar sehr speziell und nicht für jeden geeignet, aber wer es mag, wird mit einer besseren Koordination der Gliedmaßen, Kondition und mit einer größeren Ausdauer belohnt.

Nordic Walking trainiert nicht nur die gesamte Muskulatur. Dadurch, dass die Muskeln nicht nur gekräftigt, sondern auch gelockert werden, sind einzelne Bewegungen geschmeidiger und auch als Herz- und Kreislauftraining ist es wärmstens zu empfehlen.

Im Zuge meiner Recherchen bin ich auf ein interessantes therapeutisches Hilfsmittel gestoßen. Dieses kleine Gerät (Myoorthese) heißt WalkAide und ermöglicht den Patienten durch seine funktionelle Elektrostimulation (FES) bei der sogenannten Fußheberschwäche buchstäblich den Weg zurück ins Leben zu gehen. Dies bedeutet für die Betroffenen ein Stück Lebensqualität und Freiheit wiederzubekommen.

Ob die gesetzlichen Krankenkassen die Kosten für dieses Hilfsmittel übernehmen, wird individuell entschieden. Einen Versuch ist es aber allemal wert.

MS-Therapie mit dem "echten Erdrauchkraut" (Fumaria officinalis)

Anlässlich eines Fachkongresses wurden unter anderem die Ergebnisse einer Studie bekanntgegeben, die einen großen Schritt nach vorn für die MS-Therapie sein könnte. Bis dato gab es nur Medikamente die nicht speziell für die Multiple Sklerose zugelassen waren.

In einer aufsehenden Studie wurde der Wirkstoff aus dem echten Erdrauchkraut - Fumarsäure - bei MS-Kranken getestet. Dabei zeigte sich, dass die Einnahme des Wirkstoffes zu einem 50%igen Rückgang der akuten Schübe führte und mindestens genauso wichtig, die Schäden im Gehirn wurden erheblich reduziert.

Prof. Ralf Gold, in seiner Eigenschaft als Direktor einer neurologischen Universitätsklinik, leitete diese Studie und ist von der Wirksamkeit, kombiniert mit einem geringen Nebenwirkungsfaktor, vollkommen überzeugt.

Auch wenn noch nicht abschließend geklärt ist, warum die Fumarsäure diese Wirkung hat, gehen die Ärzte davon aus, dass das fehlgeleitete Immunsystem gedämpft wird und anscheinend zusätzlich die Nervenzellen geschützt werden. Immerhin wurde durch das MRT-Verfahren (Magnetresonanztherapie) nachgewiesen, dass es zu einem bemerkungswerten Rückgang der Schäden kam, der bei 85% lag. Und das alles bei relativ geringen Nebenwirkungen, die, wenn überhaupt vorhanden, nach den ersten Wochen wieder deutlich abnahmen.

Die Fumarsäure findet sich in Pflanzen, (Pilze und Flechten, wie z. B. im Erdrauchkraut, nachdem die Substanz benannt wurde.

Noch ist das Medikament, das den Namen " BG-12" trägt nicht zugelassen, aber ein anderes, das den gleichen Wirkstoff beinhaltet, wird bereits in anderen europäischen Ländern zur Psoriasis-Therapie (Schuppenflechte) angewendet.

Die Deutsche Gesellschaft für Neurologie hat diese Neuigkeiten in einer Pressemitteilung bekanntgegeben.

Ganzheitlich gegen Krebserkrankungen

Krebserkrankungen - unterstützende Möglichkeiten zur schulmedizinischen Therapie

Diese Informationen sollen nur Informationen sein, nicht mehr. Wer an Krebs erkrankt ist, gehört immer in ärztliche Behandlung. Eine zusätzliche, unterstützende Therapie muss mit dem behandelnden Arzt abgesprochen werden. Handeln Sie niemals eigenmächtig.

Warum die Schulmedizin immer noch die Möglichkeiten einer Heilung mit anderen Mitteln, als den einschlägig bekannten (Operation, Chemo- und Strahlentherapie) verneint, könnte durchaus wirtschaftliche Gründe haben. Ein ganzer Schwarm an beteiligten "Unternehmen", auch Kliniken und Arztpraxen gehören dazu, verdient sich an Operationen, gerätegestützten Untersuchungen, wie z. B. Mammografie und nicht zuletzt an den teuren Medikamenten eine "goldene Nase". Warum sollte daran etwas geändert werden?

Nur wenige Ärzte wagen es, etwas ungewöhnlichere Wege zu gehen und natürliche Heilmittel zu propagieren. Häufig setzen sie sich dem Verdacht aus, Scharlatane zu sein. Sicherlich gibt es diese auch hier, wie überall. Aber die Ärzte, deren Therapien auf wissenschaftliche Studien beruhen, sind durchaus seriös und können teilweise ganz erstaunliche Erfolge verbuchen. Und mittlerweile werden immer mehr Ärzte "wach" und vertrauen auf eine zusätzliche, unterstützende Therapie mit natürlichen Stoffen, die, wenn überhaupt, wesentlich weniger bis gar keine negativen Nebenwirkungen verursachen.

Der Arzt und Biochemiker Dr. Otto Warburg erhielt 1931 den Nobelpreis für Medizin. Seine sensationellen Forschungen über die mitochondriale Atmungskette (Zellatmung), den Stoffwechsel von Tumoren sowie seine Untersuchungsergebnisse, die Erkenntnisse und vor Allem die Entdeckung der Atmungsenzyme brachte ihm diese und einige weitere Ehrungen ein.

Nach dem Ende des 2. Weltkrieges wurde er zum Professor des neu gegründete Max-Planck-Institutes für Zellphysiologie berufen. Er war einer der Ersten, der einen Zusammenhang zwischen einer gestörten Sauerstoffversorgung und der Entartung von Körperzellen erkannte.

Mittlerweile gibt es viele weitere, bahnbrechende Erkenntnisse im Bezug auf die Behandlung von Krebs. Leider werden sie erfolgreich unterdrückt und die Wenigsten haben Zugang zu diesen Informationen.

Eine frühzeitige und vorbeugende Zufuhr von ausreichend Sauerstoff kann das Krebsrisiko deutlich verringern. Dann haben auch die sogenannten sekundären krebserregenden Stoffe wie z.B. das Nikotin, Strahlungen, chemische Auslöser,

Zusätze in Nahrungsmitteln und selbst genetische Faktoren keine Chance.

Die lange Zeit propagierte Theorie, dass es ein Krebs-Gen gäbe, wurde von dem Entdecker dieses Gens selbst zurückgenommen. Dr. Robert A. Weinberg, der seit langem die Ursachen für Krebs erforscht, hatte bei Untersuchungen festgestellt, dass die Möglichkeiten eines Gendefektes minimal seien. Das Wissen um diese Tatsache wurde schon 1998 von ihm veröffentlicht, wurde aber ignoriert und somit auch nicht in Fachkreisen verbreitet.

Daraus lässt sich schließen, dass Krebsfälle in der eigenen Familie nicht zwangsläufig Erkrankungen der Familienmitglieder nach sich zieht.

Die offiziell verbreiteten Empfehlungen zur Vermeidung von Krebserkrankungen werden fleißig von Fachleuten propagiert, was aber nicht heißt, dass sie immer richtig sind.

Vitamin C und die Wirkung auf Krebszellen

Dem Wissenschaftler Linus Pauling verdanken wir bahnbrechende Erkenntnisse über dieses besondere Vitamin. Er hatte bereits vor 50 Jahren begonnen, die Wirkung des Vitamin C zu erforschen und dabei erstaunliche Fakten entdeckt. Wurde er zu Beginn noch belächelt oder gar angefeindet, werden seine Ergebnisse mittlerweile von vielen anderen Wissenschaftlern bestätigt. Linus Pauling, er wird auch Vitaminpapst genannt, hat, nachdem er die segensreiche Wirkung von Vitamin C entdeckt hatte, bis zu seinem Tod im 93. Lebensjahr täglich ca. 18 Gramm davon zu sich genommen.

Die neuseeländische Professorin Dr. Margreet Vissers hat vor einem Jahr die Ergebnisse einer Vitamin C-Studie in einem Fachmagazin veröffentlicht und betont dessen positive Wirkung sowohl bei der Krebs-Vorbeugung als auch bei der Therapie.

Bei der Studie ging es u. a. darum, festzustellen, welchen Einfluss das Vitamin C auf die (Krebs)Zellen hat. Quintessenz dieser Studie ist, dass dieses Vitamin in ausreichend hoher Dosierung eine Tumorbildung verhindern und bestehendes entartetes Krebsgewebe eindämmen kann. Darüber, ob das hochdosierte Vitamin besser durch eine Infusion und/oder orale Gaben dem Körper zugeführt werden sollte, streiten sich die Gelehrten.

Beim Kauf von Vitamin C sollte darauf geachtet werden, ein natürliches Produkt wählen, wenn der Vitaminbedarf nicht durch den Verzehr von Obst und Gemüse gedeckt werden kann. In Form von Ascorbinsäure ist es sicherlich billig zu bekommen, wird aber nicht empfohlen. Die Säure kann z. B. auf den Magen schlagen und unangenehme Beschwerden mit sich bringen. Einige Hersteller bieten gepuffertes Vitamin C an, um den Magen zu schützen.

Natürliches Vitamin C im Verbund mit allen sekundären Pflanzenstoffen und Mineralien ist immer noch die beste Lösung, denn diese verstärken und optimieren das Vitamin in seiner Wirkung. Es bietet sich an, das Vitamin C mit OPC (aus ganzen Kernen) oder Nopalsaft (Feigenkaktus) zu kombinieren um in den Genuss aller positiven Wirkungen zu kommen.

Quantentherapie gegen Krebs

Wir bewegen uns nun am Beginn einer neuen Zeit mit für Viele ganz neuen, faszinierenden Möglichkeiten. Das Heilen geht in eine neue Dimension, gleichzeitig mit der Entwicklung des Verständnisses und der Erkenntnisse in der Quantenphysik. Heilung findet jetzt auf der Ebene des Bewusstseins statt und nicht mehr nur auf der stofflichen Ebene.

Zwei amerikanische Ärzte, Dr. Frank Kinslow und Dr. Richard Bartlett, entwickelten unabhängig voneinander, jeweils eigenständige Methoden, um Menschen dadurch zu helfen. Dr. Kinslow nennt sein Konzept Quantum Entrainment®, Dr. Bartlett seines Matrix Energetics®.

Mit der Quantentherapie begeben wir uns in das Nullpunktfeld, dorthin, wo unser ursprünglicher "Bauplan" zu finden ist. Genau hier können wir ansetzen, um Dinge wirkungsvoll und auf Dauer zum Positiven hin zu verändern.

Der Mensch ist wesentlich mehr als eine Maschine, die durch Wartung und Reparatur einzelner Teile und Symptome funktionieren soll. Lange Zeit hat dieses mechanistische Weltbild verhindert, wirkliche Heilung zu ermöglichen, bei der die Ursachen der Störung im Mittelpunkt stehen.

Der Amerikaner Rob Williams (Philosoph und Psychotherapeut) entwickelte seine Methode Ende der 80iger Jahre, und nannte sie Psych K®. Psych K® ist eine neue Herangehensweise auf den Grundlagen der Quantenphysik. Das Besondere aber an dieser Methode ist der philosophische Anspruch, der dahinter steht. Wir müssen nicht unsere Anstrengungen verstärken, sondern flexibel sein und einen anderen Weg versuchen. Dann kann uns auch das gelingen, was vorher nicht möglich schien.

Auch Bruce Lipton arbeitet mit dieser Methode. Wie bei allen Quantenheilungss-Modellen gehe es letztendlich darum, direkt mit dem Unterbewusstsein zu arbeiten, denn da sind alle Glaubensmuster, nach denen wir immer wieder handeln, lokalisiert.

Prof. Bruce Lipton beschreibt in seinem Buch "Intelligente Zellen: Wie Erfahrungen unsere Gene steuern" seine Erkenntnisse, es gilt als Weltbestseller und wurde in unzählige Sprachen übersetzt.

Dabei ist völlig egal, aus welchen Lebensbereichen diese verankerten

Überzeugungen stammen. Ihnen allen ist gemeinsam, dass wir ihnen auf der Ebene des reinen Bewusstseins begegnen können. Aber nicht nur das, wir haben, wenn wir im reinen Bewusstsein sind, die Möglichkeit, negative Glaubensmuster zu eliminieren und durch neue, uns zuträgliche, zu überschreiben.

Voraussetzung ist, beide Gehirnhälften zusammen arbeiten zu lassen und unsere Intention, also das, was wir erreichen wollen, klar und positiv zu formulieren. Es ist gar nicht so schwierig, auf der Ebene des Unbewussten zu kommunizieren, nur für die meisten sehr ungewohnt und teilweise befremdlich.

Eine weitere Tatsache, die für die Quantentherapie spricht ist, das wir keine Ursachenforschung betreiben müssen. Das heißt, wir müssen nicht noch einmal in unsere unangenehme Vergangenheit eintauchen und alles noch einmal leidvoll erleben. Diese Möglichkeit ist der konservativen Psychotherapie vorbehalten, bei der allerdings selbst nach jahrelanger Therapie keine nennenswerten Fortschritte erzielt werden.

Klaus Medicus hat jahrelange Erfahrungen mit Psych K® gesammelt. Jetzt präsentiert er sein daraus entwickeltes neues Konzept und sein Buch "Quanten-Intelligenz, Heilsein erleben, statt Heilung zu suchen", das im Januar 2012 im KOHA Verlag erscheinen wird.

Seine Q! QuantenIntelligenz Methode beinhaltet die Quintessenz seiner Erkenntnisse und Erfahrungen.

Krebserkrankungen - Nigella sativa L. (echter Schwarzkümmel)

Nur Nigella sativa L. hat die in den Studien belegten Heilwirkungen.

Ein Zitat, das dem Propheten Mohammed zugeschrieben wird, lautet: "Schwarzkümmel heilt jede Krankheit, außer den Tod". Auch der bekannte persische Arzt Avicenna setzte den Schwarzkümmel gegen verschiedene Krankheiten ein.

Das Schwarzkümmelöl, gewonnen aus den Schwarzkümmelsamen, wird auch das Gold der Pharaonen genannt. Es wurde schon im antiken Ägypten zu Heilzwecken, aber auch als Grabbeigabe verwendet. In den letzten 20 Jahren ist das Öl in zahlreichen Studien auf den Prüfstand gestellt worden und die Ergebnisse sind beeindruckend.

Das Öl kann mit zahlreichen, wertvollen Inhaltsstoffen aufwarten: 21% hochwertiges Eiweiß, 35% pflanzliches Fett bestehend aus fetten- und ätherischen Ölen. Vitamine und Mineralien, Phytosterole sowie lebenswichtige Aminosäuren wie z.B. Arginin, Leucin und Methionin, machen das Schwarzkümmelöl zu einem vielseitig einsetzbaren Heilmittel. Es wirkt gegen Entzündungen und Rheuma und kann dadurch z. B. eine Arthritis günstig beeinflussen. Einfache Erkältungen , aber auch Asthma werden damit erfolgsversprechend behandelt. Besonders beeindruckend ist seine Wirkung auch als pflanzliches Antibiotikum. Eine Studie, durchgeführt an einer Universität in Bangladesch, brachte 1997 den Beweis, dass es wesentlich effektiver gegen zum Teil Medikamenten-resistente Bakterien wirkte als 5 weitere getestete Antibiotika. Das bedeutet, dass es selbst bei hartnäckigen, bakteriellen Infektionen helfen kann, wenn die herkömmlichen Antibiotika versagt haben.

Schwarzkümmelöl wirkt u. a. blutzucker- und blutfettsenkend, schützt vor freien Radikalen, hilft bei Allergien, gegen Bakterien und Pilzerkrankungen, verhindert Blutverklumpungen und Thrombosen, schützt die Leber und hilft bei Schmerzen. Die Inhaltsstoffe im Schwarzkümmel haben eine nahezu perfekte Zusammensetzung, die sich synergistisch potenzieren, wobei die Palette der Heilwirkungen sehr breit gefächert ist. Dabei sind die Nebenwirkungen, wenn sie überhaupt vorkommen, minimal. Auch bei Aids könnte dieses spezielle Öl helfen. Entscheidend aber ist, das der Schwarzkümmel auch zur Krebsbehandlung eingesetzt werden kann. In den USA wurden durch die FDA (Food and Drug Administration) bereits zwei Patente für das pflanzliche Krebsheilmittel vergeben.

Durch das Öl wird u.a. das Immunsystem gestärkt und reguliert, die Begleiterscheinungen der Chermotherapie werden eingedämmt. Außerdem wurde z.B. am Krebsforschungsinstitut, Hilton Head Island in South Carolina (USA) eine Studie durchgeführt, die belegt, dass der Schwarzkümmel gegen Tumore wirkt. Die Wirkstoffe verstärken die Bildung von Immunzellen und kurbeln so die Interferonproduktion an. Wissenschaftler an der Kairoer Universität haben herausgefunden, dass das Öl den Körper vor Strahlenschäden und Nebenwirkungen der Strahlen- und Chemotherapie schützt.

Achten Sie beim Kauf immer darauf, das echte Schwarzkümmelöl zu bekommen, wenn möglich aus kontrolliertem Anbau.

Weitere Möglichkeiten bei Krebserkrankungen

Der Artikel über die äußerst wichtige Alpha-Liponsäure (ALA), die in der Lage ist, Vitamine zu recyclen, ist unter der Rubrik "Nahrungsergänzungsmittel" in diesem Buch zu finden. Hier folgen nun einige weitere von mir bereits veröffentlichte Alternativen, die eine Krebs-Behandlung unterstützen können:

Sehr gut bewährt hat sich eine Therapie mit Heilpilzen. Informationen dazu an anderer Stelle hier im Buch. Aber das ist noch lange nicht alles. Es gibt etliche natürliche Heilmittel, die den an Krebs erkrankten Menschen helfen können. Auch der grüne Tee kann bei Krebserkrankungen den Körper unterstützen, nachzulesen unter Grüntee in diesem Buch. Informationen zum Einsatz von Backpulver sind ebenfalls hier im Buch zu finden.

Ganzheitlich gegen Polyneuropathie

Was ist eine Polyneuropathie?

Die Polyneuropathie, kurz PNP, also die "Erkrankung vieler Nerven" ist erst einmal als Oberbegriff zu verstehen. Viele der möglichen Symptome können auch auf andere Erkrankungen hindeuten, z. B. Multiple Sklerose oder das Restless Legs Syndrom. Detektivische Kleinarbeit ist oft für eine eindeutige Diagnose nötig.

Durch Gespräche und diverse Untersuchungen versuchen die Ärzte, die Ursache(n) für die PNP herauszufinden. Wenn diese herausgefunden wird/werden, besteht die Möglichkeit, durch gezielte Maßnahmen daran zu arbeiten und sie eventuell zu eliminieren.

Schulmedizinische Therapien sind natürlich eine Möglichkeit, die Erkrankung unter Kontrolle zu bringen, aber es gibt auch einige alternative Heilmethoden, die durchaus erfolgversprechend sind.

Weit über 200 verschiedene Ursachen für die Polyneuropathie sind bekannt, hier die häufigsten:

- Diabetische PNP der Patient ist Diabetiker

- Alkoholische PNP als Folge von Alkoholmissbrauch

- Toxische PNP als Folge einer Vergiftung durch verschiedene Stoffe

- Infektiöse PNP als Folge von Infektionskrankheiten, z.B. Typhus, Borrelien, HIV etc.

- Sonstige PNP z. B. durch Mangel bestimmter Nährstoffe, bei Krebserkrankungen u. a.

Typischerweise beginnt eine Polyneuropathie fast immer in den äußeren Körperteilen, den Händen oder Füßen. Zuerst wird oft ein Kribbeln oder pelziges Gefühl wahrgenommen, als ob sie "eingeschlafen" wären. Dazu kommt oft noch ein taubes Gefühl. Auch starke Schmerzattacken sind möglich, ebenso wie ein großflächiger, brennender Schmerz, z.B. an den Außenseiten der Oberschenkel. Dann wird es nahezu unmöglich, in Seitenlage zu liegen, geschweige denn so einschlafen zu können. Ich kann ein Lied davon singen.

Das periphere Nervensystem (Nerven, die vom Rückenmark aus den Körper durchziehen) kann dann nach und nach davon ganz, oder in Teilbereichen betroffen sein. Das bedeutet, dass unter Umständen die Atmung, aber auch das Herz oder der Verdauungstrakt in ihrer Funktion beeinträchtigt werden.

Da das Nervensystem für die Bewegung der Muskulatur und ebenso für den

Tastsinn die nötigen Impulse gibt, wird verständlich, dass bei einer Störung die Muskeln nicht mehr ihren Dienst versehen und die Fähigkeit, bestimmte Dinge durch den Tastsinn zu erfühlen, nicht mehr gegeben ist. Davon sind meist die äußeren Extremitäten (Arme, Beine etc.) betroffen. Manchmal aber auch die durch das geschädigte vegetative Nervensystem inneren Organe.

Polyneuropathie und alternative Behandlungsmöglichkeiten

Schmerzen, verursacht durch eine Polyneuropathie sind ziemlich heftig. Schulmediziner verschreiben dann die üblichen Schmerzmittel (Opiate u. a.) Die helfen dann schon, haben aber z. T. ganz erhebliche Nebenwirkungen. Seit einiger Zeit gibt es ein Schmerzmittel namens Normast®. Dieses kommt in den Niederlanden und ebenso in Italien bereits seit ca. 20 Jahren zum Einsatz. Und das hat seinen Grund.

Neurologen haben Studien mit MS-Patienten durchgeführt, die belegen, dass dieses Medikament hervorragend sowohl bei Spasmen als auch Neuropathien wirkt. Da die MS-Patienten genauso wie die Polyneuropathiker an der Neuropathie leiden, ist man darauf gekommen, es als Alternative zu den üblichen Schmerzmitteln bei Polyneuropathie einzusetzen.

Die Wirksubstanz von Normast ist das Palmitoylethanlamin (PEA), ein körpereigener Stoff. Mittlerweile an einigen tausend Erkrankten erprobt, sind die schmerzlindernden und entzüngshemmenden Eigenschaften eindeutig erwiesen. Es gibt keine Wechselwirkungen mit anderen Medikamenten und die Nebenwirkungen, wenn überhaupt sind minimal. Die Einnahme als Pulver oder Tabletten ist problemlos.

Vor der Einnahme sollten Sie auf jeden Fall mit Ihrem behandelnden Arzt die Vorgehensweise besprechen.

Polyneuropathie und die Mikronährstofftherapie

Diese Therapie eignet sich sehr gut als begleitende Maßnahme bei der Behandlung. Bei der Mikronährstoff-Therapie werden gezielt Aminosäuren, Antioxidantien, Vitamine und Mineralstoffe eingesetzt. Diese braucht der Körper, u.a. um die Myelin-Ummantelung der Nervenfasern zu bilden. Dieser Schutz ist sehr wichtig für eine optimale Weiterleitung von Impulsen.

Da die Nervenzellen, bzw. die Mitochondrien (Kraftwerke der Zellen), einen hohen Energieverbrauch haben, ist es besonders wichtig, dass Stoffe wie z.B. Magnesium oder Carnitin ausreichend zur Verfügung stehen. Wenn die Versorgung durch die Mikronährstoffe gewährleistet ist, können die Nervenzellen gute Arbeit leisten.

Ein chronischer Mikronährstoff-Mangel (krankheitsbedingt und/oder mangelhafte Versorgung) kann ebenfalls eine Polyneuropathie begünstigen.

Durch die PNP kommt es häufig zu heftigen Schmerzen. Dagegen helfen die Vitamine B1, B6 sowie B12 zusammen mit Tryptophan, einer Aminosäure. Um die Versorgung der Zellen zu verbessern, ist es sinnvoll, die Durchblutung anzuregen. Hierfür bieten sich die Aminosäure Arginin sowie Vitamin B6 an.

Noch ein Hinweis: ein übersäuerter Körper kann die benötigten Mikronährstoffe nicht oder nur teilweise verwerten. Darum ist es sehr sinnvoll, den Körper hin und wieder zu entsäuern, z.B. mit Backpulver.

Spannende Erkenntnisse aus der Hirnforschung

Das menschliche Gehirn - ein Supercomputer

Seitdem es Wissenschaftlern und Forschern möglich ist, mit Hilfe von bildgebenden Verfahren (medizinische Geräte, die Bilder aus dem Inneren des Menschen sichtbar machen), z. B. das Gehirn bis in die kleinste Windung hinein zu untersuchen und mit Messmethoden zu relativieren, haben sie ganz unglaubliche Dinge entdeckt.

Viele vermeintliche Fakten über die Funktionen und Eigenschaften unseres Hirns mussten auf Grund neuerer Erkenntnisse der Hirnforschung revidiert werden. Zu diesen überholten Thesen gehören u. a.:

FALSCH: Das Gehirn ist fertig ausgebildet und nicht mehr veränderbar, wenn wir die Pubertät hinter uns haben und in das Erwachsenenalter eintreten.

Richtig ist, dass die Hirnentwicklung niemals aufhört. Bis zum Ende unseres Lebens können wir unsere "Denkzentrale" beeinflussen, neue Fertigkeiten erlernen und unser Gehirn verändern. Diese besondere Fähigkeit wird "Neuroplastizität" genannt.

FALSCH: Wenn Teile des Gehirns ausfallen, durch Verletzung, Schlaganfall, Operation etc., sind die Fähigkeiten, die dort angesiedelt waren, unwiederbringlich verloren.

Als richtig hat sich herausgestellt, dass, auch wenn ein Teil des Gehirns ausfällt, die Funktionen von anderen, noch intakten Teilen des Gehirns übernommen werden.

Hier eine kurze Geschichte, die diese Theorie anschaulich verdeutlicht: Einem 2-jährigen Mädchen wurde die linke Hälfte ihres Gehirns operativ entfernt, weil sie an einer schlimmen Gehirnentzündung erkrankt war. Im linken Teil sind z. B. das Sprachzentrum, Logik, rationales Denken usw. angesiedelt. Diese mittlerweile erwachsene Frau war aber trotzdem zweisprachig aufgewachsen und normal intelligent. Sie konnte genau diese Dinge leisten, die ja eigentlich nicht mehr möglich sein sollten.

Dieses Wissen um die enormen Fähigkeiten unseres Gehirns hat die Behandlung von Schlaganfallpatienten und anderen Hirngeschädigten, revolutioniert. Es ist also möglich, dass die Patienten bestimmte Dinge wieder neu lernen können. Je öfter ein Verhalten geübt wird, desto mehr Verknüpfungen entstehen im Gehirn und das neu erlernte wird gefestigt.

Viele Erkenntnisse der Hirnforschung sind alltagstauglich und schlichtweg verblüffend. Als Wissenschaftler in einer groß angelegten Studie Londoner

Taxifahrer untersuchten, gab es spannende Ergebnisse. Die Taxifahrer, speziell in großen Metropolen, sind eigentlich Navigationsgeräte auf zwei Beinen. Sie haben praktisch den gesamten Stadtplan im Kopf.

Diese Londoner Taxifahrer wurden in die Röhre (MRT) geschoben und es stellte sich heraus dass, je länger sie schon in diesem Beruf tätig waren, desto größer ihr Hippocampus war. Das ist die Region im Gehirn, die für die räumliche Orientierung zuständig ist.

Wie das Simsen unser Gehirn verändert

Simsen Sie auch manchmal? Bei Jugendlichen ist das Verschicken von SMS regelrecht zur Manie geworden. Es wird gesimst, was das Zeug (Handy, SmartPhone, iPhone) hält. Auch diese exzessiv betriebene Tätigkeit findet ihren Niederschlag im Gehirn. Forscher haben entdeckt, dass der Bereich des Gehirns, der für die Bewegung des rechten, bei Linkshändern des linken Daumens, zuständig ist, sich mit der Zeit stark vergrößert hat.

Dabei ist man auf ein Problem gestoßen, denn dieses Areal fordert nun die Beschäftigung damit ein. Das Simsen wird zur Sucht. Süchte wollen befriedigt werden und die Hersteller der Geräte können sich die Hände reiben.

Was sind Spiegelneuronen und wozu brauchen wir sie ?

Jedes höher entwickelte Säugetier (ja, dazu gehören auch wir) besitzt Spiegelneurone. Es sind bestimmte Nervenzellen im Gehirn. Sie ermöglichen es uns, die sichtbaren Aktionen anderer Menschen und Tiere, gezielt "nachzuäffen". Das bekannteste Beispiel ist wohl das Gähnen, es wirkt ja äußerst "ansteckend". Haben Sie schon einmal ein Baby gefüttert ? und ist Ihnen dabei aufgefallen, dass auch Ihr Mund sich öffnet ? Das hat auch etwas damit zu tun.

Apropos Baby, jedes Neugeborene kommt mit dieser Fähigkeit zur Welt. Damit sie gut funktioniert und sich verbessert, beginnen Babys schon sehr früh damit, sie regelrecht zu trainieren. Wir alle sind soziale Wesen und sind in irgendeiner Weise abhängig von anderen Menschen. Diese kleinen Menschen lernen in den ersten Lebensjahren unfassbar viel, denn sie lernen das Meiste über die Nachahmung. Alles muss über die Gehirnzellen erlernt und regelmäßig trainiert werden. Das dient der Erhaltung und Verbesserung der Zellen. Wir kennen das ja schon von den Muskelzellen. Ein paar Tage lang nichts getan und schon beginnen die Muskeln mit dem Abbau, allerdings relativ langsam. Auch auf unser Gedächtnis trifft das zu. Wird die Merkfähigkeit gleichbleibend genutzt und immer gut trainiert, wird sie auch weiterhin zur Verfügung stehen. Je früher man gegensteuert, desto besser.

Schon vor ca. 100 Jahren wurde die Fähigkeit zum Nachahmen näher untersucht. Hugo Karl Liepmann entwickelte 1908 sein "hierarchisches Modell der Handlungsplanung", es wir auch heute noch herangezogen. Er vermutete und untersuchte auch den Zusammenhang von Hirnverletzungen und dem damit verbundenen Verlust dieser Fähigkeit.

Aber erst innerhalb der letzten Jahre wurden diese speziellen Zellen dann auch im Gehirn des Menschen nachgewiesen, geortet und seitdem kontinuierlich erforscht. Über die Wirkungsweise und Beeinflussung unserer sozialen Fähigkeiten durch die Neuronen gibt es einige wissenschaftliche Interpretationen und Thesen. Für uns "normale Menschen" ist jedoch die praktische Seite viel wichtiger. Die Nutzung der Spiegelneuronen hilft uns dabei, den Umgang mit Anderen harmonischer und positiver zu gestalten. Kurz gesagt, wir haben es selbst in der Hand unser Leben nach unseren Wünschen zu beeinflussen. Dabei ist es dem Gehirn egal, ob es sich um eine Beobachtung handelt oder eigenes Tun.

Emotionen bei anderen Menschen zu erkennen und zu interpretieren ist eine ganz wichtige Fähigkeit. Sie ermöglicht uns, entsprechend zu reagieren. Andersherum können wir mit unserem Verhalten auch beeinflussen indem wir z. B. ein echtes Lächeln zeigen, das von Herzen kommt. Intuitiv werden die meisten Menschen zurück lächeln. Aber selbst bei "hartnäckigen Fällen" wird das "Klima" zumindest etwas freundlicher werden. Für den sozialen Umgang ist dies enorm wichtig, denn wir leben nun mal in einer Welt, die in jeder Hinsicht vernetzt ist. Aktion und Reaktion bestimmen unser ganzes Leben.

Wir können uns mit anderen freuen, oder trauern und mitfühlen. Wenn wir sehen, dass sich jemand verletzt, empfinden wir selbst den Schmerz, besonders bei nahestehenden Personen. Sehen wir, dass jemand an einem Abgrund steht, wird uns ganz anders. Wenn sich ein anderer Mensch freut, freuen wir uns mit (es sei denn, wir hegen negative Gefühle in Bezug auf die Person). Beispiele gibt es reichlich.

Empathie und Schadenfreude

Aber wir haben auch die Möglichkeit, durch gezielte Aktionen eine Änderung herbeizuführen. Wir können trösten, aufmuntern, Mut machen und damit die Stimmung verbessern. Mitgefühl ist allemal besser als Mit-leid. Damit drücken wir unser Verständnis aus und das Gefühl des Verstanden werdens ist schon der erste Schritt in die richtige Richtung. Die Kehrseite der Medaille kennen wir aber auch. Es gibt Menschen, die, verbunden mit bestimmten Absichten, durch ihr Verhalten eine gute Atmosphäre kippen können, die das Klima geradezu vergiften.

Auch das Neurolinguistische Programmieren, kurz NLP, nutzt diese Erkenntnisse. Dabei geht es u. a. darum, die Kommunikation (verbal und non verbal - durch Worte und/oder ohne sie) zwischen Menschen zu verbessern oder ein Erfolgs versprechendes Verhalten nachzuahmen. Eine Verbesserung des eigenen Verhaltens und dadurch auch eine Besserung der Lebensumstände wird so angestrebt.

Ein wesentliches Merkmal unserer Zeit ist das "Multitasking". Wer noch mithalten will, ist mehr oder weniger dazu gezwungen, mehrere Dinge gleichzeitig zu tun. Da sitzt jemand am PC und schreibt eine Mail, lässt sich nebenbei vom Internetradio mit Musik berieseln. Nebenbei hat er sein Facebook geöffnet und chattet mit einem Freund.

Interessant in diesem Zusammenhang ist folgendes: Der Stress-Pegel steigt und die einzelnen Aktionen werden nicht mehr konsequent durchgeführt, Fehler schleichen sich ein und die Person lässt sich von Außenreizen leichter ablenken. Das wird dann "verzetteln" genannt. Alles dies kostet eine "Extraportion" Energie, die anderweitig vielleicht dringender benötigt wird. Oft ist es auch so, dass derjenige sich am Abend fragt, was er denn tatsächlich von seinem Arbeitspensum geschafft habe und trotz der Tatsache, dass er permanent beschäftigt war, hat er nicht wirklich das Gefühl, dass er seine Aufgaben gut bewältigt hat. Etwas wesentliches bleibt oft auf der Strecke: Ich habe etwas erfolgreich beendet und eine gute Leistung hingelegt, ich bin zufrieden mit mir.

Menschen die in den Gesichtern anderer Personen nicht "lesen" können, gibt es leider auch. Das Fehlen dieser Fähigkeit finden wir bei einigen "Krankheitsbildern". Wissenschaftler vermuten z. B. einen Zusammenhang zwischen Autismus und (fehlenden) Spiegelneuronen. Oder wenn Kinder schon früh lieblose und gefühlskalte Eltern erleben oder sie in einer Umgebung aufwachsen, in der sie keine positiven Emotionen und Zuwendung erfahren, werden sie psychische Störungen (z. B. Hospitalismus) entwickeln oder im schlimmsten Fall sogar sterben.

Ärgern Sie sich manchmal über das Verhalten Ihrer Kinder ? Ist Ihnen schon mal der Gedanke gekommen, dass die lieben Kleinen vielleicht nur Ihr eigenes Verhalten spiegeln?

Auch die Entscheidung, ob wir etwas schön finden oder nicht, findet über diese Neuronen im Gehirn statt. Und es ist gut denkbar, dass Alkohol den Prozess beeinflusst, wir trinken uns unser Gegenüber schön. Und wie kann uns dieses Wissen helfen ? Die Erkenntnisse bringen z. B. Hilfe für Schlaganfall-Patienten. Gezielte Anregungen, z. B. durch das Ansehen von Videos mit bestimmten Bewegungsabläufen helfen den Patienten, diese Fähigkeiten schneller wieder zu erlangen. Grundsätzlich gilt, dass, egal wie oder wodurch, entstandene körperliche und geistige Beeinträchtigungen durch Nachahmung entscheidend verbessert werden können. Auch dazu gibt es schon vielversprechende Ansätze.

Interessantes, Wissenswertes, Erstaunliches

Rituale

Rituale geben Halt in allen Lebenslagen und sie verstärken zwischenmenschliche Bindungen.

Rituale sind so alt wie die Menschheit selbst. Sie sind gebunden an Zeit, Raum und einen festgelegten Ablauf. Sie geben Sicherheit und Vertrauen. Stärken das Gefühl von Zugehörigkeit. Bewusst ausgeführte Rituale beinhalten eine gewisse Erwartungshaltung in Bezug auf ein Ergebnis.

Rituale haben eine heilende Wirkung, geben uns einen festen, vertrauten Rahmen und stabilisieren dadurch die eigene Persönlichkeit. In Krisensituationen helfen Rituale dabei, den Boden unter den Füßen zu behalten und mit der Situation umzugehen. Sie geben emotionalen Halt, einen festen Bezugspunkt. Sie helfen Ängste zu reduzieren und vermitteln Geborgenheit.

Durch Rituale gewinnen wir Sicherheit und sie verleihen dem eigenen Leben Struktur.

Bei vielen alltäglichen Ritualen sind wir uns ihrer gar nicht mehr bewusst. Trotzdem sind sie ein fester Bestandteil unseres Lebens. Die abendliche Tagesschau, der Tatort am Sonntagabend oder die Sportschau, die der Papa ohne Störung und Ablenkung, dafür vielleicht mit einem Bierchen verfolgen will, das gemeinsame Familienfrühstück am Wochenende, Gestaltung der Weihnachtsfeiertage und und und.

Religiöse Rituale werden in allen Kulturen und Religionen regelmäßig durchgeführt und sind oft sehr machtvoll. Angefangen bei regulären Gottesdiensten, die je nach Religion von Priestern, Messdienern usw. durchgeführt werden. Das Abend-Mal, das an das letzte Abend-Mal Jesu in Begleitung seiner Jünger, erinnert. Die kirchlichen Feiertage, die entsprechend zelebriert werden. Und dann gibt es noch die Rituale für einzelne Personen, wie Taufe (Erwachsene und Kinder), Kommunion, Konfirmation und Jugendweihe, Eheschließung und Sterbesakrament und Beerdigung.

Rituelle Tötung und Ritualmord sind wohl die schrecklichste Abart eines religiösen Rituals, wobei es keine Rolle spielt, aus welchen Gründen ein Mensch getötet wird. Ob es als Menschenopfer oder eine rituelle Tötung bezeichnet wird, ist völlig belanglos. Solche Praktiken dürfen einfach nicht geduldet werden.

Hexen und magische Rituale

Im europäischen Raum wurden die Hexen, und vereinzelt auch Hexer, im Mittelalter verfolgt und meistens durch Wasser oder Feuer getötet. Charakteristisch für diese Zeit ist der Begriff "Hexe" und die Verbindung zu den teuflischen Dämonen, die ihnen unterstellt wurden. Diese armen Frauen wurden mit unmenschlichen Foltermethoden dazu gebracht, alles, was man ihnen vorwarf, zuzugeben. Die heilige Mutter Kirche hat während der Inquisition ganze Arbeit geleistet.

Diese weisen Frauen und Männer, die meistens ein großes Heiler-Wissen hatten, waren bei den Germanen und den Kelten sehr hoch angesehen. Erst im Zuge der Christianisierung wurden sie verfolgt, drangsaliert und umgebracht. Auch die Darstellungen der "bösen Hexe" im Märchen haben eher zum negativen Image beigetragen. Hexengestalten hat es zu allen Zeiten in allen Kulturen gegeben.

Die modernen Hexen unserer Zeit bekennen sich wieder offen zu ihrem Hexentum. Es wird allerdings zwischen weißer und schwarzer Magie unterschieden. Das sind zwei Seiten der gleichen Medaille und letztlich eine Frage der Einstellung. Magie braucht immer Rituale.

Ganz wichtig sind dabei die Zutaten, wie Symbole, Runen oder andere Schriftzeichen, Schutzamulette, Kleidung, verschiedenes Zubehör, wie zum Beispiel Kräuter und Kerzen, eine entsprechende Umgebung, eine bestimmte Tages- oder Jahreszeit, wie z. B. das keltische Samhain, magische Formeln, gesprochen oder gesungen, und noch einiges mehr.

Schamanistische Rituale

gibt es bei verschiedenen, naturverbundenen Völkern.

Indianische Schamanen finden wir in Nord- Mittel- und Südamerika. Sibirische Schamanen haben das klassische Bild "des Schamanen" geprägt. Schamanen gibt es aber auch im Altaigebirge und im Hindukusch (Himalaya). Auch hier wird ein Schutzamulett (Talisman) in Form der "Medizin" in einem Beutel um den Hals getragen.

Charakteristisch für den Schamanismus ist die Trance, die z. B. durch Drogen oder exzessives Tanzen erreicht und durch Trommeln verstärkt wird. Dadurch kommt der Schamane in Kontakt mit der Geisterwelt und erhält Anweisungen, was er oder sie zu tun hat. Es gibt Reinigungs, Schutz und Fruchtbarkeitsrituale, und Rituale für die Heilung körperlicher und seelisch-geistiger Krankheiten. Der/die Schaman(e, in) oder Medizinmann haben meist große Macht und Einfluss und genießen ein hohes Ansehen.

Kraftplätze gibt es überall

Wie finde ich meinen Kraftort im eigenen Haus ?

Unsere Erde ist überzogen von einem unsichtbaren Netz von Energiebahnen. An den Kreuzungspunkten zweier oder mehrerer dieser energetischen Linien wird die Energie um ein vielfaches verstärkt. An diesen Knotenpunkten herrschen ungewöhnliche Kräfte, allerdings nicht immer positive. Es gibt Orte, an denen sich Mensch, Tier und Pflanzen wohlfühlen und es gibt Orte, die regelrecht krank machen können. Wobei es auch passieren kann, dass es unterschiedliche Reaktionen auf ein und denselben Ort gibt. Und jeder hat schon einmal erlebt, dass er sich an bestimmten Orten besonders wohl fühlte oder auch sehr schlecht, vor allen Dingen, wenn er diese Orte immer wieder aufsuchen musste.

Haustiere sind gute Führer, wenn es um einen Kraft-Ort in der Wohnung oder im Haus und Garten geht. Hunde und Menschen fühlen sich an den selben Orten wohl, Katzen hingegen lieben Plätze, an denen sich der Mensch nicht besonders wohl fühlt. Wer Ratten hält, kann feststellen, dass sie positive, harmonische Schwingungen lieben. Wer sich also solch einen Kraftplatz in den eigenen vier Wänden suchen will, könnte ein Blick auf die Lieblingsplätze der eigenen Haustiere werfen. Die Stecker von Computer, Fernseher, Radio, usw. aus der Buchse ziehen oder durch einen eingebauten Zwischenschalter auch den Stand-By Modus auszuschalten ist sehr sinnvoll. Das sollte man übrigens auch über Nacht tun, um besser schlafen zu können.

Setzen Sie sich auf Ihren Lieblingsplatz auf dem Sofa und schließen Sie die Augen, um sich einzustimmen und ein Gefühl für sich selbst zu bekommen. Wandern Sie durch die Räume und schließen Sie immer wieder die Augen um mit Ihren anderen Sinnen etwas zu erfühlen. Wenn es nicht gleich beim ersten Mal klappt, versuchen Sie es öfter, denn je mehr Sie es versuchen, desto geübter werden Sie. Und wenn Sie das Gefühl haben, sich an einer bestimmten Stelle ganz besonders wohl zu fühlen, richten Sie sich diesen Platz zum Sitzen ein. Hier können Sie Kraft tanken, meditieren oder einfach nur mal sitzen und tief durchatmen. Wer möchte, kann natürlich auch Heilsteine dort platzieren oder sich eine Art Altar herrichten, Räucherstäbchen abbrennen oder mit einer Duftlampe und geeigneten ätherischen Ölen eine wohltuende Atmosphäre schaffen. Der eigenen Kreativität sind ja keine Grenzen gesetzt. Auch meditative Musik kann zu Ihrer Entspannung beitragen. Einfach mal ausprobieren.

Die Chinesen haben das Wissen um den Energiefluss in Gebäuden und der Umgebung drumherum kultiviert. Mit Feng Shui lässt sich der Wohnraum positiv optimieren. Ziel ist es, den Menschen und seine unmittelbare Umgebung in harmonischen Einklang zu bringen. Zentrales Element ist das Chi, oder auch Qi, dieses Chi ist im Taoismus (weniger eine Religion als ein philosophisches System) die unsichtbare, universelle Lebensenergie, die in uns und überall um uns herum fließt. Beim Menschen bedingt ein Stau dieser Energie Krankheit, die mit Akupunktur behandelt werden kann, außerhalb unseres Körpers, in der Wohnung, auf unserer Erde und im ganzen Universum bedingt ein Stau alle möglichen negativen Auswirkungen.

Wichtig sind in diesem Zusammenhang die Begriffe Yin und Yang und die Lehre von den fünf Elementen. Diese sind Erde, Wasser, Feuer, Metall und Holz. Yin und Yang, sowie die fünf Elemente sollten möglichst immer in einem ausgeglichenen Zustand sein. Ebenso gibt es für die Anordnung der einzelnen Objekte, z. B. Möbel, Bilder, Pflanzen, also die gesamte Einrichtung mit allem Zubehör, als auch Anzahl und Ausrichtung von Fenstern und Türen, bestimmte Regeln. Wer sich dafür interessiert, findet im Internet Info-Material im Überfluss.

Erklärungen zu Kraftorten

Schon immer suchten sich die Menschen Stellen mit besonderen Energien aus, um Kultplätze anzulegen, Bauwerke wie Steinkreise und Kirchen zu errichten und auch Gräber anzulegen. Weltweit gibt es Tausende solcher Plätze und Bauwerke. Kirchen und Kathedralen wurden vorzugsweise auf heidnischen Kultstätten erbaut. Wenn man diese heute aufsucht, spürt man immer noch die Energien. Die Kelten waren Meister darin, solche Plätze zu finden und zu nutzen.

In der Geomantie oder Radiästhesie gibt es unterschiedliche Begriffe, die für Bereiche in Streifen- oder Linienform und weiträumige Zonen verwendet werden.

Leylines

Der Archäologe Alfred Watkins benutzte diesen Begriff als einer der ersten. Er bezog sich auf William Henry Black, der sich bereits 50 Jahre zuvor mit den in Grundbüchern angegebenen Grenzen und Grenzsteinen beschäftigt hatte. Er stellte fest, dass in die Landschaft übertragen, diese markanten Punkte in einem linienförmigen Zusammenhang mit bestehenden Gebäuden und bekannten Kraftorten standen. Er ging noch einen Schritt weiter und erkannte, dass diese Linien ganz Westeuropa überzogen. Diese sogenannten Leylines sind als lebendige, pulsierende Meridiane zu sehen, ähnlich den Meridianen im menschlichen und tierischen Körper. Denn auch hier gilt das hermetische Prinzip, wie im Kleinen so im Großen, wie oben so unten, wie innen so außen, usw.

Erstaunlicherweise decken sich viele dieser Linien mit in alter Zeit angelegten Straßen und Wegen. Dazu gehören eben auch markante Landschaftsmerkmale, wie zum Beispiel Berge oder Höhenzüge, Gewässer und von Menschenhand errichtete Bauwerke. Damit haben wir ein gigantisches Netzwerk, das sich letztendlich über die ganze Welt erstreckt. In allen alten Kulturen und bei den Naturvölkern wurde das Wissen darum genutzt. In unserer Zeit besinnen sich viele Menschen wieder auf dieses Wissen und suchen die Orte auf, um diese Energien im positiven für sich zu nutzen. Schamanen in allen Kulturen haben damit schon immer kranken Menschen geholfen.

Das Hartmann-Gitter

Dieses globale Gitter wird nach Dr. med. Hartmann benannt. Es handelt sich um ein weltumspannendes, dreidimensionales Netzwerk, dessen Linien sich rechtwinklig überschneiden. Sensitive Menschen können es er-spüren. An den Schnittpunkten, insbesondere wenn sie mit Wasseradern zusammentreffen, kommt es häufiger zu unangenehmen Wirkungen auf Mensch und Tier. Die Abstände der Linien betragen 2-und 2,50 Meter. Allerdings kann es mit den üblichen Messgeräten bis jetzt nur teilweise nachgewiesen werden. Übrigens, einen Schritt weiter gedacht, müsste sich das Netz auch im Universum finden lassen.

Currygitter

Das Gitter hat seinen Namen durch Manfred Curry, einem US-Amerikaner, der aber in Deutschland lebte, bekommen. Er war unter anderem Arzt und Wissenschaftler. Seine Linien verlaufen diagonal zum Hartmann-Gitter und haben einen Abstand von ca. vier Metern von Linie zu Linie. An den Kreuzungspunkten mit den Linien des Hartmann-Gitters finden wir wechselweise energetische Auf- und Abladungen.

Geomantische Zonen

In diesen Zonen befinden sich häufig große Bauwerke, wie zum Beispiel Burgen. Die Römer nutzten diese, um ihre Städte anzulegen.

Prozessionswege

Diese verlaufen auf unsichtbaren, gebündelten Energiesträngen. Nomaden und Pilger sind diesen alten Wegen zu allen Zeiten gefolgt. Heilige Orte wurden dadurch verbunden. Darauf bezieht sich auch der Brauch, Kruzifixe an bestimmten, energetischen Kreuzungspunkten aufzustellen.

Kraftplätze im deutschsprachigen Raum

Einer der bekanntesten Kraftorte der Welt ist sicher Stonehenge, aber auch im deutschen Sprachraum gibt es mehr als genug. Alle sind mindestens einen Besuch wert. Viele der alten Kultplätze wurden auch nach astronomischen Gesichtspunkten ausgerichtet. Da der kommerzielle Tourismus die Kraftorte für sich erschlossen hat, sind einige regelrecht überlaufen und erfreuen sich großer Beliebtheit. Sagen und Legenden oder Geschichten über Feen, Elfen, Trolle und anderen Naturgeistern verleihen den Orten noch einen zusätzlichen Zauber. Da hilft es dann nur, die Plätze an einem normalen Wochentag, am besten außerhalb der Saison, aufzusuchen. Oder auf weniger bekannte auszuweichen, da die Energien dieser vielen Menschen den Ort auch schwächen können.

Und dann gibt es da noch die vielen namenlosen Kraftplätze um uns herum. Auf einer Wanderung oder einem Spaziergang können wir auf solch einen Platz stoßen. Sträucher und Bäume, wie zum Beispiel die Eiche, Weißdorn und Holunder aber auch der Wacholder, wachsen gern an Orten, die stark energetisiert sind. Auch Steinformationen, Findlinge, Menhire usw. weisen uns den Weg.

Externsteine, Deutschland, Nordrhein-Westfalen gelegen, eine imposante Felsformation

Die Herkunft des Namens ist nicht geklärt. Ab dem 17. Jahrhundert wurden sie unterschiedlich benannt, Eggerster- oder Egistersteine. Auf Grund ihrer Lage in Germanien ist das Wort Egge wohl wahrscheinlicher als das lateinische externus, denn die Formation liegt am Rand des Egge-Gebirges. Geografisch sind die Felsen als Teil des Teutoburger Waldes zu sehen. Günstig ist auch ihre Lage in einem Naturschutzgebiet und die Anerkennung als Natur- und Kulturdenkmal.

Im Jahr 1564 wurden die Externsteine das erste Mal in Aufzeichnungen als germanischer Kultplatz erwähnt.

Die ältesten archäologischen Funde aus der Steinzeit, lassen sich auf ca. 10 000 v. Chr. datieren. Allerdings belegen die gefundenen Feuersteinspitzen nur, dass Menschen die Felsformation aufgesucht haben, aber nicht zu welchem Zweck. Um das Jahr 1093 wurden die Steine von einem Kloster im benachbarten Paderborn gekauft. Die Insassen des Klosters nutzten die Höhlen als Eremitage. Eine Inschrift aus dem Jahr 1115 scheint das zu belegen. Auch werden ihnen die bildhauerischen und architektonischen Veränderungen und Verzierungen zugeordnet.

Das Kloster Kappel am Albis im Kanton Zürich

Papst Innozenz III stellte im Jahr 1211 das Kloster unter seinen persönlichen Schutz. In den folgenden Jahren erhielt es viele Schenkungen und Zuwendungen in Form von Grundstücken von Adelsfamilien, die zum Teil sehr verstreut lagen, im heutigen Aargau, den Kantonen Zug und Luzern, im Zürcher Unterland und in weiteren Regionen der Schweiz. Die Zisterzienser erlebten eine wechselvolle Geschichte, unter anderem fiel das Konvents-Gebäude am Ende des 15. Jahrhunderts einem Brand zum Opfer. Unter dem Abt Ulrich wurde es wieder aufgebaut. Dieser Abt wurde aber aufgrund seines aufwendigen, ganz und gar nicht klösterlichen Lebensstils genötigt, im Jahre 1508 seinen Rücktritt zu erklären. Heute wird das Kloster als Tagungsort genutz.

Der Odilienberg im Elsass

Gelegen in der Nähe der Ortschaft Obernai, ist ein altes Berg- und Quellheiligtum und wird von dem dort erbauten Kloster dominiert. Um den Berg herum zieht sich eine 10 km lange prähistorische Mauer, Heiden-Mauer genannt. Auf und um den Berg herum gibt es überall Zeugnisse keltischer Kultur. Ursprünglich hieß der Berg Altitona (der hohe Berg) daraus wurde später Hohenburg(berg). Er gehört zu den heiligen Bergen, wie auch der Berg Sinai und der Berg Horeb. Die Quelle, die der Sage nach Odilia für einen blinden Bettler aus einem Felsen sprudeln ließ, wird Jahr für Jahr von zahlreichen Menschen, die entweder blind sind oder ein Augenleiden haben, aufgesucht.

Wie so oft, finden wir auch hier eine Verquickung keltischer und christlicher Nutzung. Die Klostergründerin Odilia hatte die Hohenburg von ihrem Vater bekommen und sie in ein Kloster umgewandelt. Als Frauenkloster erhielt es später den Namen der mittlerweile heiliggesprochenen Odilia. Sie ist die Schutzpatronin aller Blinden, und seit 1946 auch die Schutzpatronin des Elsass.

Die im 12. Jahrhundert errichtete ursprüngliche Klosteranlage ist nur noch in Fragmenten erhalten. Dem im 17. Jahrhundert wieder aufgebauten Kloster wurde ein Hotelbetrieb hinzugefügt. In unserer Zeit ist der Odilienberg ein bedeutender Wallfahrtsort im Elsass.

Der Dürrnberg liegt im Salzburger Land

Die keltische Siedlung auf dem Berg gehört wohl zu den ältesten in ganz Europa. Von hier kamen bedeutende Impulse für die gesamte europäische Kultur und Kunst. Außerdem bauten die Kelten hier bereits ab 600 v. Chr. Salz unter Tage ab.

Auf dem Gelände sind noch immer ca. 500 Grabhügel zu bestaunen. Dürrnberg ist als "Mehrfachwallfahrtsort" bekannt und beliebt. Die seit 1347 bekannte Wallfahrtskirche Maria Himmelfahrt vereint die Energien dreier Göttinnen, Barbara, Margaretha (Maria) und Katharina. Daher liegt es nahe, dass hier ursprünglich ein keltischer Frauenkultplatz lag.

Deutsche Wissenschaftler sind dem Stottern auf der Spur

Nach neuesten Erkenntnissen befindet sich der Teil des Gehirns, der für flüssiges Sprechen zuständig ist, bei Stotternden in der rechten Gehirnhälfte und nicht in der linken, wie bei "normal" Sprechenden. In älteren Studien wiesen die Forscher nach, dass eine stärkere Durchblutung im rechten, motorischen Zentrum stattfand, hatten aber keine Erklärung dafür. Die jetzigen Ergebnisse der Forscher an der Universität Göttingen zeigen nun den Grund dafür. Ebenso gibt es einen

Zusammenhang zwischen Hören, Sprechen und Motorik. Nun wäre noch zu klären, ob diese Links-Rechtsverschiebung der Stotterer bereits im kindlichen Alter angelegt ist, oder sich erst später entwickelt.

Herpes im Gehirn

Amerikanische Wissenschaftler haben jetzt einen der möglichen Gründe für die Entwicklung von Demenz-Erkrankungen, Hirnhautentzündungen und Multipler Sklerose entdeckt. Die Forscher vermuten menschliche Herpesviren (HHV-6) als Erreger dieser Krankheiten. Jeder, der einmal an Windpocken erkrankt ist, hat die Herpes Viren in sich. Normalerweise "schlafen" sie verkapselt im Körper, aber bei Stress oder in Zeiten eines geschwächten Immunsystems werden sie aktiv.

Sie konnten in der Nase nachgewiesen werden. Jetzt muss nur noch die Frage geklärt werden, wie die Viren es schaffen, die Blut-Hirn-Schranke zu überwinden, um so in das Gehirn zu gelangen.

Bei Krankheit schlapp fühlen und sein

Warum fühlen sich kranke Menschen schlapp und lustlos ? Dieses Rätsel konnte nun durch eine US-Studie gelöst werden. Die Forscher haben herausgefunden, dass das für unseren Schlaf verantwortliche Areal im Gehirn durch ein Signalsystem (Botenstoff Orexin) aktiviert wird. Ein Mangel dieses Botenstoffes wurde auch schon bei Schlafstörungen als Ursache erkannt.

Gerade für chronisch Kranke ist diese permanente Antriebslosigkeit besonders belastend. Bis jetzt wurde das Orexin nur bei Ratten getestet, aber die Wissenschaftler sind überzeugt davon, dass dieser Wirkstoff auch bald bei Patienten zum Einsatz kommen wird.

Schnarchen

Gegen die bei Schnarchern gefürchtete Apnoe (Atemaussetzer) können unter Umständen Stützstrümpfe, über Nacht getragen, helfen. Wer tagsüber viel sitzt oder steht und unter einer Venenschwäche leidet, hat abends meist geschwollene Beine. Der Flüssigkeitsausgleich findet durch das Liegen in der Nacht statt. Dann sorgt das Blut und eventuell angestautes Wasser auf dem Weg nach oben dafür, dass das Gewebe im Halsbereich an-schwillt und dadurch zwangsläufig die Luftröhre eingeengt wird.

Italienische Wissenschaftler haben durch eine Studie belegt, dass das Tragen von

Stützstrümpfen tagsüber, nachts für eine Reduzierung der Atemaussetzer um ca. 30% sorgt. Dieses Ergebnis wurde nach nur einer Woche erzielt. Nun soll durch eine Langzeitstudie herausgefunden werden, ob durch dauerhaftes Tragen dieser Effekt noch gesteigert werden kann.

Brustkrebs

Wissenschaftliche Untersuchungen am Krebsforschungszentrum Heidelberg, haben gezeigt, dass Pflanzenhormone die Sterblichkeitsrate bei Brustkrebs-Erkrankungen um bis zu 40% verringern.

Allerdings beschränken sich die Ergebnisse momentan auf die Frauen, die schon erkrankt sind. Ausgenommen sind auch Frauen, die einen Rezeptor für Östrogen haben.

Bekannt war schon vorher, dass der Verzehr von Phytoöstrogenen das Risiko einer Brustkrebserkrankung von Frauen jenseits der Wechseljahre senken kann

Diese bestimmten Phytohormone (Östrogene) kommen z.B. in Leinsamen und Getreide vor, ebenso in verschiedenen Gemüsesorten (z.B. Sojaprodukte) und Kräutern (z.B. Salbei). Auch Getreide- oder Hülsenfruchtkeimlinge sind nicht nur lecker und nährstoffreich, sie enthalten ebenfalls Phytoöstrogene. Hopfen ist nicht nur wirksam gegen Schlafstörungen, auch er ist ein Lieferant für pflanzliches Östrogen.

Placebo- oder Nocebo-Effekt

Der sogenannte Placebo-Effekt ist machtvoller, als man bis jetzt angenommen hat.

Die Wissenschaftler am Universitätsklinikum Hamburg-Eppendorf führten, unter der Leitung von Ulrike Bingel, eine Studie mit diesem Ergebnis durch. Der Versuchsablauf sah vor, dass die Probanden (natürlich mit ihrer Erlaubnis) bestimmten Schmerzreizen ausgesetzt wurden. War ihnen vorher mitgeteilt worden, dass das Schmerzmittel ihnen helfen würde, trat diese Wirkung auch tatsächlich ein und verstärkte sich sogar noch.

Der anderen Gruppe wurde mitgeteilt, dass das verabreichte Medikament die Schmerzen eher noch verstärken würde. Und genau das trat dann auch ein. Diese unterschiedlichen Effekte wurden nicht nur subjektiv von den Probanden geschildert, sie wurden auch durch die Messung der Gehirnaktivität bestätigt.

Im ersten Versuchsdurchlauf wussten die Personen nicht, dass sie ein schmerzlinderndes Medikament bekamen, also hatten sie auch keine Erwartungshaltung bezüglich der Wirkung. Bei dieser Gruppe wirkte das Schmerzmittel.

Beim zweiten Mal wurde ihnen mitgeteilt, dass sie ein Schmerzmittel bekommen würden. Dieses Mal bewirkte die Gewissheit, ein Schmerzmittel zu bekommen, eine Verdopplung des schmerzlindernden Effektes.

Beim dritten Durchlauf ließ man die Probanden in dem Glauben, dass das Medikament, welches sie bekamen, kein Schmerzmittel sei. Einigen wurde mitgeteilt, dass es sogar möglich wäre, dass die Schmerzen noch stärker werden könnten. Was dann auch prompt eintraf.

Alle Versuche wurden mittels der Magnetresonanztomografie des Gehirns festgehalten. Dabei wurde ganz deutlich, dass die Erwartung des Einzelnen in Bezug auf die Schmerzintensität, die Wirkung des Medikamentes nicht nur verstärkt (Placebo), sondern auch komplett verhindern kann (Nocebo). Aber nicht nur das, beim Nocebo-Effekt treten außerdem die negativen Nebenwirkungen verstärkt auf und zwar nicht nur subjektiv vom Patienten empfunden, sondern auch sichtbar und messbar.

Das kurze Fazit: Was ich erwarte, bekomme ich auch, egal wie stark oder schwach das Medikament auch ist. Das Gesetz der Anziehung wirkt also auch hier.

Mehr zum Nocebo-Effekt

Auch italienische Forscher sind diesem Phänomen auf der Spur. Hat der Patient Angst, wird der Botenstoff CCK (Cholecystokinin) in der Darmschleimhaut produziert. Dieser bewirkt dann im Gehirn das Fühlen des Schmerzes und ein verstärktes Auftreten von Nebenwirkungen.

Ende der 90iger Jahre stieß Fabrizio Benedetti in Turin auf interessante Zusammenhänge und er erkannte, dass, wenn Patienten nach einer schweren Operation zusätzlich auch noch krampflösende Medikamente für den Magen bekamen, der Nocebo Effekt weitaus weniger ausgeprägt war. Der enthaltene Wirkstoff Proglumid blockierte den Botenstoff CCK.

In einer ausführlichen Studie fand Benedetti heraus, dass das Proglumid in der Lage war, die Wirkung des CCK auszuschalten. Allerdings sind der Wissenschaftler und sein Team nicht zufrieden damit. Sie forschen weiterhin nach besser wirkenden Mitteln und es dürfte nur eine Frage der Zeit sein, bis bessere Alternativen gefunden werden.

"Des Menschen Wille ist sein Himmelreich"

Dafür, dass der Glaube an ein negatives Ergebnis nicht nur Schmerzen verstärken, sondern auch töten kann, gibt es genug Belege. Dabei hängt es immer vom jeweiligen Glaubenssystem des Betroffenen ab und weniger von den tatsächlichen

Fakten. Was bei dem Einen zum Tode führt, berührt einen Anderen, der sich in einem Glaubens- oder Kultursystem bewegt, dass von anderen Gegebenheiten ausgeht, gar nicht. Wer z.B. an Voodoo glaubt, wird bei einem entsprechenden Schadenszauber tatsächlich sterben. Bei einem Europäer, der an solchen "Humbug" nicht glaubt, würde so etwas zu einem Kopfschütteln führen, wie kann man nur an so etwas glauben?

Ist ein Chinese seinem taoistischen Weltbild verhaftet und glaubt z.B. an die astrologischen Deutungen und die Zuordnung seines Geburtsjahres zu bestimmten Körperteilen und deren Krankheiten, kann es passieren, dass er nicht nur solch ein Leiden entwickelt sondern auch noch daran verstirbt.

Weltweit gibt es viele solcher "Glaubenssysteme" in unterschiedlichen Kulturkreisen, die dann zu medizinisch nicht erklärbaren Todesfällen führen. Und selbst, wenn sie nicht zum Tode führen, können sie doch der Gesundheit des Einzelnen Schaden zufügen. Wir nennen so etwas dann die "selbst erfüllende Prophezeiung". Ein Mensch, der fest daran glaubt, an einer bestimmten Krankheit zu leiden, wird diese auch höchstwahrscheinlich im Lauf der Zeit entwickeln. - Der Glaube versetzt Berge aber auch im positiven Sinne wirkt dieses Phänomen. Es hat Fälle gegeben, dass bei Patienten Operationen durchgeführt wurden, bei denen ersichtlich wurde, dass keinerlei Hoffnung mehr auf eine Genesung des Patienten bestünde (z.B. Krebs im Endstadium). Wurde dies dem Patienten aber verschwiegen und eine andere Erklärung für die Beschwerden gegeben, z.B. Gallensteine (diese konnten operativ entfernt werden), so konnte es passieren, dass bei diesem Patienten in späteren Nachuntersuchungen keinerlei Krebsanzeichen mehr gefunden werden konnten. Der Patient war vollständig geheilt. Eine nachvollziehbare, medizinische Erklärung gab es dafür nicht. Wir sind also letztendlich "unseres eigenen Glückes Schmied".

Das persönliche Glücksgefühl hat weitreichende Folgen

Zwei amerikanische Forscher, Nicholas Christakis und James Fowler, haben vor Kurzem Verblüffendes entdeckt. Diese Glücks-Empfindungen ziehen extrem weite Kreise. Nicht nur die Menschen des eigenen Umfeldes, nein, auch die, die mit diesen befreundet sind und deren Freunde usw.. Sie alle reflektieren mein persönliches Glücksgefühl und stärken es dadurch.

Damit es dazu kommen kann, müssen diese in einem Umkreis von ca. 1,5 Kilometern leben. Mit jedem weiteren Meter nimmt die statistische Zahl von 25% rapide ab. Und, ganz erstaunlich, es betrifft nur den Freundes- und Bekanntenkreis. Nähere Familienmitglieder wie z.B. Ehe- oder Lebenspartner beeinflussen uns spürbar weniger. Am meisten profitieren wir vom Glück gleichgeschlechtlicher Freunde.

Fest steht jedenfalls, dass die Struktur unseres sozialen Netzwerkes eine wesentliche Rolle spielt.

Psychometrie

Grundsätzlich hatte jeder Mensch die Fähigkeit, mit "der Seele zu (messen) lesen", aber im Laufe der Jahrtausende ist diese Gabe bei den meisten Menschen in die Tiefen des Unterbewusstseins gesunken oder ganz verschwunden, kann aber wieder aktiviert oder neu erlernt werden. Die Psychometrie ermöglicht es uns, mit unseren Augen, aber mehr noch mit den Händen fein stoffliche Energien zu erfühlen. Das intuitive Erkennen gepaart mit Sensivität ermöglicht es, Veränderungen und Impulse wahrzunehmen. Dies bezieht sich aber nicht nur auf den menschlichen Körper, auch Gegenstände und Orte nehmen die Energien des Menschen auf und die lassen sich er-spüren.

Alles besteht letztendlich aus Energie, mehr oder weniger verdichtet. Im Morphogenetischen Feld (Rupert Sheldrake) ist alles, was jemals war, gespeichert. So ist es möglich, Energien zu erfühlen, denn sie sind ja da. Mit der Kirlian Fotografie ist es sogar möglich, diese Energieabstrahlungen sichtbar zu machen.

Der Arzt Dr. Joseph Buchanan prägte den Begriff der Psychometrie. Beim Trainieren dieser Fähigkeiten ist der Mensch verstärkt auf die rechte Gehirnhälfte angewiesen, denn diese benötigt für ihre Erkenntnisse keine logischen, klar definierte Fakten sondern eher das ganzheitliche, analoge Erfassen der Umgebung und der Energien. Raum und Zeit spielen dabei eine untergeordnete Rolle. Wichtig hingegen sind die sogenannten Alpha-Wellen des Gehirns. Diese produzieren wir z.B. beim Autogenen Training oder kurz vor dem Einschlafen. In diesem "Alpha-Wellen Zustand) ist unsere Wahrnehmung geschärft und wir nehmen intuitiv wahr, was im normalen Alltagsbewusstsein untergehen würde.

Buchanan war fasziniert von der Idee, etwas über einen Menschen herauszufinden, ohne ihn direkt zu befragen, indem er z.B. einen persönlichen Gegenstand einer Person in die Hände nahm. Bei Verstorbenen war das natürlich nicht möglich, aber meistens gab und gibt es andere Personen, die in der Lage sind, Fakten oder Vermutungen zu bestätigen, bzw. auch nicht. Der Arzt begann seine Empfindungen zu trainieren, in dem er z.B. aus Steinen oder archäologischen Fundstücken Informationen erhielt, die er dann u.a. von Geologen, Archäologen und anderen wissenschaftlichen Experten überprüfen ließ.

Die Psychometrie als Methode ist schon ernst zu nehmen. Schlimm ist nur, dass auch in diesem Bereich jede Menge Scharlatane und Betrüger unterwegs sind. Deren Machenschaften sorgen dafür, dass die Seriösen, die sich ihrer Verantwortung bewusst sind und ihre Fähigkeiten durch intensives Training geschult haben, ebenfalls mit Vorurteilen zu kämpfen haben.

Wichtig für den Lernenden ist das ständige Feedback durch die Person selbst oder andere glaubwürdige Zeugen, die in der Lage sind, auf Grund ihres Wissens, die Aussagen entweder zu bestätigen, aber auch zu negieren. Das Feedback dient zum Einen als direkter Indikator dafür, ob und dass sich der Psychometriker auf der richtigen Spur befindet. So lernt er, seinen Empfindungen zu trauen. Zum Anderen macht er seine Erkenntnisse überprüfbar, da, wo sie überprüfbar sind.

Savants

Inselbegabung - die Bezeichnung Savant (Gelehrter oder Wissender) trifft das Phänomen nicht so gut. Die Inselbegabung erscheint bei ca. 50% aller Autisten, aber auch einschneidende Ereignisse, wie z.B.Unfälle, können von einem Tag auf den anderen diese besondere Begabung aktivieren. So gibt es Savants, denen es möglich ist, z.B. im Bereich der Mathematik, Primzahlen zu errechnen oder sie sind wandelnde Taschenrechner.

Andere können ganze Telefonbücher herunter beten, können zu jedem Datum den entsprechenden Wochentag nennen oder sie haben das gesamte Straßennetz der USA im Kopf. Kim Peek kann all dies und noch einiges mehr, z. B. jederzeit alle erdenklichen Geschichtsdaten abrufen zu können. Der Amerikaner diente als Vorbild für die Figur des Autisten Raymond Babitt in dem Film "Rain Man". Darin brillierte der amerikanische Schauspieler Dustin Hoffman in seiner Rolle als Savant.

Andere beherrschen ein Musikinstrument geradezu virtuos, haben es aber nie gelernt, sie können es einfach. Nach nur einmaligen Hören können sie komplexe Musikstücke wiedergeben. Oder sie haben ein fotografisches Gedächtnis und sind in der Lage, detailgetreue Landkarten zu erstellen. Manche erlernen eine Fremdsprache innerhalb weniger Tage und sprechen bis zu 20 verschiedene. Viele Savants verfügen über verblüffende Gedächtnisleistungen, sie sind sozusagen wandelnde Datenbanken.

Auch die Amerikanerin Temple Grandin ist Autistin. Die sehr erfolgreiche Spezialistin für Tierzuchtverfahren entwickelte in ihrer Jugend mit Hilfe eines Lehrers eine "Drück.Maschine". In diese Vorrichtung legte sie sich immer dann, wenn sie sich von den Menschen um sie herum und den Geräuschen überfordert fühlte. In diesem Apparat, der sie fest drückte, konnte sie wieder ruhiger werden und sich entspannen.

Aber nicht nur in den USA gibt es diese Insel-begabten. Der Deutsche Rüdiger Gamm ist ein Rechengenie. Unter Anderem ist es ihm möglich, die kompliziertesten Rechenaufgaben zu lösen. Und er geht noch einen Schritt weiter, indem er als Mentaltrainer für Unternehmen tätig wird und z.B. Techniken zur Verbesserung von Konzentration und Gedächtnisleistungen vermittelt.

Seit Jahren schon erforschen renommierte Hirnforscher die Ursachen und

Hintergründe dieser ganz speziellen Leistungen. Bekannt ist, dass Autisten nicht die gesamten Zusammenhänge erfassen, dafür aber jedes einzelne Detail. Der "normale" Mensch nimmt nur selektiv wahr, Filter im Gehirn sorgen dafür, dass wir nicht von Informationen "erschlagen" werden und nur bestimmte Details aufnehmen und abspeichern. Autisten fehlt diese Fähigkeit, pausenlos stürmen Eindrücke auf sie ein. Um sich dieser Überlastung zu entziehen, verkriechen sie sich immer wieder in ihre eigene Welt, zu der andere keinen Zutritt haben.

Einige Erkenntnisse, Theorien oder Hypothesen haben sich mittlerweile herauskristallisiert. So ist bekannt, dass die außergewöhnlichen Fähigkeiten meist in der rechten Gehirnhälfte lokalisiert sind. Es wird vermutet, dass durch Beeinträchtigungen im Bereich der linken Gehirnhälfte, die funktionierende, rechte versucht, dieses Manko auszugleichen. Eine andere Erklärung liegt vielleicht darin, dass das Hormon Testosteron das Wachstum der linken Gehirnhälfte während der Entwicklung des männlichen Embryos verzögert. Da das Savant-Syndrom überwiegend bei der männlichen Bevölkerung vorkommt, wäre das durchaus plausibel.

Der amerikanische Psychiater Dr. Darold Treffert, einer der führenden Köpfe der Savant-Forschung weltweit, ist fasziniert von diesen Menschen, die meist trotz eines geringen IQs und einer gewissen Hilflosigkeit im Alltag, in einzelnen Gebieten absolut herausragende Leistungen vollbringen können.

Huna - altes hawaiianisches Wissen

Der hawaiianische Begriff Huna bedeutet Geheimnis, geheimes Wissen. Der Amerikaner Max Freedom Long lebte in den 20iger Jahren auf Hawaii und versuchte, das uralte Wissen der Kahuna (Priester und Heiler in einer Person) zu ergründen. Dabei versagten ihm aber die Kahunas ihre Mitwirkung. Trotzdem gelang es ihm, viele Geheimnisse zu entschlüsseln indem er mit der hawaiischen Sprache arbeitete und ihren tieferen Sinn ergründete.

Durch die Verquickung mit Aspekten des New Age und dem Neo-Schamanismus entwickelte er die Huna-Lehre. Er veröffentlichte einige Bücher dazu und gewann im Laufe der Jahre viele Anhänger, vor allem in den USA. Otha Wingo, sein Nachfolger, leitet seit 1971 das von Long gegründete Institut in dessen Sinn weiter.

Die Huna-Lehre besagt, dass jeder Mensch genau die Realität erlebt, die seinen, zum Teil unbewussten, Glaubensmustern entspricht. Und dem Menschen ist es möglich, diese, seine Gedankenmuster willentlich zu beeinflussen und gegen andere, bessere, zu ersetzen.

Diese Sichtweise wird durch die moderne Wissenschaft bestätigt. Das Wissen ist so alt, wie die Menschheit, aber die Verifizierung war erst durch die fortschreitende Wissenschaft möglich.

Die Lebensenergie im Huna "Mana" genannt, heißt unter anderem bei den Chinesen Chi, Kundalini im Ayurveda, Ka bei den Ägyptern. Der Namen gibt es viele. Der lebende Mensch hat drei Selbste: Aumakua, Uhane und Unihipili. In der modernen Psychologie werden sie Überbewusstsein (Höheres Selbst), das Unterbewusste (Unbewusste) und Bewusstsein (Ego-Ich) genannt.

Die drei Selbste arbeitet mit einer speziellen Energie. Unihipili, das untere Selbst braucht Mana (Lebensenergie) um den physischen Körper und seine Funktionen zu erhalten. Ausserdem produziert Unihipili ManaMana, diese Energie braucht Uhane (Bewusstsein) zum Denken und Fühlen. Aumakua, das Höhere Selbst, benötigt Mana-Loa. Die Energie, die Spontanheilungen und das Heilen anderer Menschen ermöglicht.

Außerdem besitzt jeder Mensch einen unsichtbaren, fein-stofflichen Körper, er wird Kino-Aka genannt. Auch Kino-Aka besteht aus drei Teilen, diese durchdringen sich gegenseitig und auch den physischen Körper. Die Kirlian-Fotografie macht diesen Körper sichtbar.

Epigenetik

Die Epigenetik ist eine Disziplin der Molekularbiologie.

Hat man früher angenommen, dass die Vererbung durch Gene einfach in der Weitergabe des Erbgutes (alles, was den einzelnen Menschen ausmacht) bestand und das dieses unverändert von den Eltern an die Kinder weitergegeben wurde, haben sich durch die Forschung neue Erkenntnisse ergeben, die die Vererbungslehre auf den Kopf stellen.

Wichtigste Erkenntnis ist: Gene sind manipulierbar, unabhängig vom Alter des Menschen. Noch wichtiger ist: Wir selbst können unsere Gene beeinflussen, durch unsere Lebensumstände, und durch das, was wir unserem Körper zuführen. Und nicht nur das, wir geben unseren Kindern diese Gene mit, die sie dann wiederum ihren Kindern vererben.

Das bedeutet, dass es in unserer Verantwortung liegt, ob unsere Nachkommen gesund sind und welche Krankheiten oder Eigenschaften sie u. U. haben. Allein durch die Ernährung erreichen wir, dass krankmachende Gene ausgeschaltet werden. Die Zufuhr von Vitalstoffen, wie z.B. Vitamine oder Folsäure usw. sorgt dafür, dass das Kind gesünder und vitaler sein wird. Das bedeutet natürlich für Schwangere, dass ihre Verantwortung gegenüber dem Ungeborenen größer wird.

Aber nicht nur die Ernährung der werdenden Mutter spielt eine große Rolle, mindestens genauso entscheidend sind die Erfahrungen, die beide Eltern in ihrem bisherigen Leben gemacht haben. Gab es Gewalt, Misshandlungen, Missbrauch und andere schreckliche und traumatische Erfahrungen, schlägt sich auch dies im Erbgut nieder.

Bei Untersuchungen in Schweden und den Niederlanden wurde festgestellt, dass es einen Zusammenhang gibt zwischen der körperlichen Konstitution von Enkeln und ihren Großeltern, die z. B. eine Zeit des Hungers erlebt hatten. Aber auch die guten Phasen haben ihren Eindruck in den Genen hinterlassen.

Zuwendung, die Erfahrung der Geborgenheit und Liebe, die Art der Ernährung, die Lebensumstände und traumatische Erlebnisse finden ihren Niederschlag in den Folgegenerationen.

Noch steht die Wissenschaft vor vielen Rätseln bezüglich des Erbgutes und seiner Vererbungsmechanismen. Wir können gespannt sein auf weitere Ergebnisse.

Lesenswerte Bücher

"Quantenheilung leicht gemacht" von Fei Long

Nachdem ich zwei von Frank Kinslows Büchern zu seiner Methode Quantum Entrainment® gelesen hatte, war ich einerseits sehr angetan und hatte auch schnell kleine Erfolge, aber andererseits war da immer das Gefühl, dass die "Sache" irgendwie nicht ganz "rund" war. Es schien zu simpel zu sein und irgendetwas fehlte mir. Außerdem war ich immer irgendwie unsicher, ob ich alles richtig machte. Vor allem in Bezug auf des EU-Gefühl. Im Forum konnte ich lesen, dass es vielen Anfängern so ging, aber das half mir auch nicht weiter. Ziemlich unbefriedigend das Ganze.

Im selben Forum entdeckte ich dann den Hinweis zu Fei Longs Buch "Quantenheilung leicht gemacht". Als erstes las ich die kostenlose Leseprobe. Dann bestellte ich mir spontan dieses Erstlingswerk der chinesischen Autorin. (Kleiner Hinweis am Rande: ich bestelle alle Bücher bei bücher.de, dort werden keine Versandkosten berechnet und ich kann direkt mit PayPal bezahlen. Alles ist in ein paar Minuten erledigt und ein bis zwei Tage später kann ich es schon lesen.)

Abgesehen von dem humorvollen, sehr lebendigen und gut verständlichen Schreibstil, besticht es auch durch die eingängigen Erklärungen zur Quantenphysik, die sie von einem Freund (dem chinesischen Quantenphysiker Zhang Cheng) bekommen hat und an den Leser weitergibt (ohne "wissenschaftliches Brimborium").

Neben ihrer beruflichen Tätigkeit als Dolmetscherin und Dozentin am "New Oriental Institute" in Kanton behandelte sie Freunde und Bekannte mit Akupunktur. Durch ihre Mutter und einen Onkel, der an einem Krankenhaus als Arzt tätig war, wuchs sie mit der "Traditionellen Chinesischen Medizin" auf. Heute lebt sie mit ihrem deutschen Mann in München und in ihrer chinesischen Heimat.

Durch ein Buch des indischen Arztes Deepak Chopra, der in den USA lebt, erfuhr sie das erste Mal von der Quantenheilung und erkannte gewisse Parallelen zur Akupunktur und der dahinterstehenden Philosophie des Daoismus, und entwickelte durch zahlreiche Selbstversuche und "Behandlungen" ihrer Freunde einen eigenen Ansatz zur Quantenheilung. "Quest" war geboren. QUEST steht für "Quanteneinstimmungtraining", aber auch für die spirituelle Suche.

In diesem fantastisches Buch erklärt sie die Quantenheilung. Was sie ist, worauf sie basiert und natürlich, wie man sie anwendet. Fei Long beschreibt diverse Übungen, die die Sensibilität und die Schärfung unserer Sinne verbessern und uns so leichter in Verbindung mit dem Reinen Bewusstsein bringen. Die Übungen sind verständlich beschrieben, mit Skizzen versehen und einfach durchzuführen, so dass sich sehr schnell erste Erfolge einstellen. Dabei geht sie durch unterschiedlich formulierte Erklärungen auf die Leser ein, um möglichst allen den Zugang zur Quantenheilung zu erleichtern. Denn nur, was ich verstanden habe, kann ich auch sinnvoll einsetzen.

Die Autorin hat das Talent, auch schwierigere Zusammenhänge plastisch und einleuchtend darzustellen. Von den fünf Quantenheilungsbüchern, die ich alle vorher gelesen hatte, ist dieses für mich mit Abstand das Beste. Meine Fragen sind beantwortet und ich kann mir nun sicher sein, dass ich auf dem richtigen Weg bin.

"Bestellungen beim Universum" von Bärbel Mohr

Wer wünscht es sich nicht, erfolgreich und gut situiert durchs Leben zu gehen, vorzugsweise mit dem richtigen Partner an seiner Seite. Geliebt, geschätzt und geachtet, und eingehüllt in eine Aura der positiven Gefühle, die andere Menschen und all die guten Dinge anzieht wie ein Magnet. Bärbel Mohr gibt den Lesern eine Anleitung dazu an die Hand.

Erst relativ spät begann die, am 29.10.2010 im Alter von nur 46 Jahren verstorbene, Autorin, Seminare zu geben. Bis dahin hatte sie sich mehr im privaten Rahmen mit den Themen rund um die persönliche Weiterentwicklung und die Spiritualität im Alltag beschäftigt. Ihr Erstlingswerk "Bestellungen beim Universum", erschienen 1998, wurde ein Bestseller. Allein im deutschsprachigen Raum fand es reißenden Absatz. Keines ihrer weiteren, zahlreichen Bücher konnte jedoch die Verkaufszahlen von über 2 Millionen Exemplaren toppen.

Dieses inspirierende Büchlein ist als eine "Anleitung zur Wunscherfüllung" zu verstehen. Bärbel Mohr hatte die Gabe, durch ihren lebendigen, humorvollen Schreibstil, den Leser in eine Welt zu entführen, in der alles möglich zu sein scheint. Eine ihrer Kernaussagen ist: "Wünsche Dir etwas - und dann vergiss Deinen Wunsch". Das mutet etwas seltsam an. Andere Autoren, die sich mit diesem Thema auseinandersetzen, beziehen sich auf das Gesetz der Anziehung (Law of Attraction). Es besagt, dass Gleiches Gleiches anzieht. Wer sich also etwas wünscht, sollte sich dazu innere Bilder des gewünschten Ergebnisses vorstellen (visualisieren) und diese mit den entsprechenden Gefühlen verbinden.

Wohl auf Drängen der zahlreichen Leserschaft erschien 2006, ebenfalls im Omega-Verlag, das "Übungsbuch zu den Bestellungen beim Universum".

Darin weist die Autorin auf die Zusammenhänge hin, und erklärt, warum eines von Hermes Trismegistos Prinzipien "wie innen so außen" für die Erfüllung des Wunsches sorgt. Denn nur, was in uns ist, kann sich im Außen zeigen. Soll heißen, wenn wir z. B. das Bewusstsein für Reichtum haben, wird dieser sich auch im Außen zeigen. Es sei denn, wir haben auch noch ein Sabotage-Programm im Unterbewusstsein, dass die Erfüllung erfolgreich verhindert. Jeder Mensch hat solche unbewussten Verhaltensmuster, die meist schon sehr früh, in den ersten Lebensjahren, verinnerlicht werden. Der Leser findet hier viele Übungen und Anregungen um diese negativen Prägungen zu entlarven und unschädlich zu machen.

Einer der Auslöser für das große Interesse war der Film "The secret". Rhonda Byrne, die auch das gleichnamige Buch veröffentlichte, und Paul Harrington traten mit diesem Werk einen regelrechten Boom los.

Im deutschsprachigen Raum sind es vor allem der Schauspieler Pierre Frankh, der zahlreiche Bücher zum Thema verfasst hat, wie z. B. "Das Gesetz der Resonanz" oder "Erfolgreich wünschen". Weitere Autoren sind u. a. Christian Reiland, Michael J. Losier.

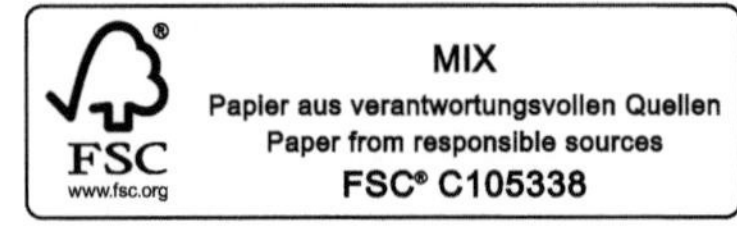

Printed by Books on Demand GmbH, Norderstedt / Germany